# LA LISTE

DR SERVAAS BINGÉ

# LA LISTE

## COMMENT SE NOURRIR (PLUS) SAINEMENT

hachette
SANTÉ

## 8 : LES RECETTES 113

IL NE S'AGIT PAS D'ÊTRE
PARFAIT
IL S'AGIT DE FAIRE
DES EFFORTS.
ET LORSQUE VOUS FAITES
CES EFFORTS CHAQUE JOUR,
COMMENCE ALORS
LA TRANSFORMATION.
VOICI COMMENT
SE CRÉE LE CHANGEMENT.

– JILLIAN MICHAELS –

# 1 INTRODUCTION

Vous vous demandez peut-être quelle est la nécessité de publier un nouvel ouvrage sur la santé dans lequel l'auteur explique ce qu'il est permis, mais surtout ce qu'il est interdit de manger. Il existe déjà beaucoup de livres traitant de ce sujet que l'on peut résumer comme suit : mangez sainement, faites de l'exercice, évitez les situations de stress et accordez-vous suffisamment de repos. Abstenez-vous de consommer des produits qui créent une dépendance mais qui ne sont pas indispensables, tels l'alcool, le tabac et les médicaments, et entretenez de bonnes relations avec votre entourage. Ce bouquin serait-il le énième d'une longue liste d'ouvrages qui se targuent d'éveiller les consciences ?

Non, mon but n'est pas de vous faire la morale, mais de vous inciter à passer efficacement à l'action. Je souhaite vous aider à prendre votre santé en main par le truchement de l'alimentation. Par conséquent, cet ouvrage se veut un guide pratique qui vous permettra d'atteindre cet objectif.

Il y a quelque temps, je me promenais dans un parc par un dimanche après-midi d'hiver. J'ai été étonné par la façon de marcher des gens qui m'entouraient. Ils traînaient les pieds en se dandinant un peu comme des canards. Leur teint était pâle. Ils se tracassaient pour de petits riens. Puis je les ai vus faire la queue pour se procurer une crêpe et une boisson sucrée. Est-ce ainsi qu'on prend soin de sa santé ? me suis-je dit. Ne sommes-nous pas un peu responsables de nos malheurs, en fin de compte ?

En dépit de la masse d'informations disponibles dans ce domaine et de la multitude de publications décrivant en détail les principes d'une vie saine, il semble que nous soyons toujours impuissants à améliorer notre état de santé. J'ai donc décidé de me consacrer sans relâche à cette tâche. Même si mon apport pourra sembler minime, je reste persuadé que nous avons le pouvoir de contribuer à notre mieux-être ! Nous n'avons pas la capacité de tout changer, mais nous pouvons changer beaucoup plus de choses que nous le pensons généralement…

Soyons honnêtes, ne désirons-nous pas, tous autant que nous sommes, déborder d'énergie et être en pleine forme ? Il est scientifiquement prouvé qu'il existe dix choses qui nous rendent heureux et nous donnent la force de continuer à vivre. Notre santé en fait évidemment partie. À cela s'ajoutent, outre l'amour et l'affection, la gratitude et la reconnaissance, une saine curiosité, la passion et l'enthousiasme, la détermination, la flexibilité, la confiance, la vitalité et le sentiment d'avoir de l'importance. Ce sont autant de sources d'énergie qui alimentent notre existence. Et pour nous assurer de vivre en bonne santé, nous allons adopter de nouvelles habitudes qui s'intégreront à ce qu'il est convenu d'appeler notre mode de vie.

## QU'ENTEND-ON AU JUSTE PAR MODE DE VIE ?

Tout fait partie de notre mode de vie ! Celui-ci comprend un ensemble d'activités qui vont de soi, comme se nourrir, faire de l'exercice et dormir, mais notre esprit contribue lui aussi à façonner notre manière de vivre au quotidien. Depuis notre attitude mentale jusqu'à notre besoin d'appartenance, en passant par nos connaissances, nos idées, nos motivations et nos aptitudes, tout contribue à modeler notre mode de vie. Tôt ou tard, vous devrez donc vous poser ces questions : « Comment ai-je l'intention de continuer à vivre ? Est-ce que je vais me contenter encore longtemps de mon train-train habituel ? Est-ce que, sous la pression de mon entourage, je vais continuer à faire des choix dont je sais pertinemment qu'ils nuisent à ma santé ? Ou est-ce que j'aspire plutôt à déborder d'énergie et à vivre en meilleure santé ? Dans ce cas, quels sacrifices dois-je consentir à faire pour parvenir à ce résultat ? »

En définitive, il appartient à chacun d'entre nous de décider de vivre plus sainement. Ni plus, ni moins. Par conséquent, si le fait de vous promener dans un parc le dimanche contribue à votre bonheur, vous méritez bien une crêpe ! Mais s'il vous faut une crêpe le dimanche, un gâteau le lundi et une mousse au chocolat le mercredi, c'est que la satisfaction immédiate de vos désirs reste votre préoccupation majeure. À long terme, vous n'arriverez à rien. Au contraire… Pour espérer atteindre un objectif plus noble, vous devrez trouver en vous la force de renoncer à ce genre de gratification instantanée. Quelle est la première chose à faire en pareil cas ? La solution est simple, mais c'est aussi la plus difficile à mettre en œuvre : vous devez faire un choix ! Autrement dit, vous devez adopter un mode de vie plus sain ! Puisque vous tenez ce livre entre les mains, je présume que vous formez le dessein de prendre une telle décision, voire que vous l'avez déjà prise. En d'autres mots, vous aspirez à une vie meilleure.

Vous n'ignorez pas, j'espère, que le fait de consommer des aliments sains ne constitue pas une punition ! Néanmoins, comme nous avons été habitués toute notre vie à manger des produits nocifs pour la santé, il n'est pas impossible que vous ressentiez une différence, du moins au début, lorsque vous modifierez votre régime. Nos papilles gustatives ont été à ce point insensibilisées par des aliments conditionnés, traités et préemballés que nous avons oublié le goût des aliments naturels et non transformés. Nous devons reprogrammer notre corps de manière à ce que les produits bons pour la santé constituent à nouveau la base de notre alimentation. Or, dans la mesure où nous nous sommes persuadés qu'une nourriture saine est insipide et peu appétissante, nous devons apprendre à connaître et à apprécier cette nouvelle source d'alimentation en procédant à une « réinitialisation » de notre mémoire gustative. Cette opération n'est pas nécessairement compliquée, car le régime proposé dans ces pages ne cherche nullement à vous interdire ou à vous imposer quoi que ce soit. Mais, du fait que les médias traditionnels et les réseaux sociaux nous bombardent en permanence d'informations contradictoires en matière de nutrition, il arrive souvent que les arbres nous empêchent de voir la forêt. À tel point que nous ne savons plus comment exploiter efficacement une telle abondance de renseignements.

La Liste vous aidera à réinitialiser correctement votre programme santé. Oui, le régime que je vous propose comporte des restrictions alimentaires. Et non, vous ne pourrez pas tout manger. Mais dites-vous bien qu'une stratégie se dissimule derrière ce projet. Je désire élaborer avec vous un programme nutritionnel sain – et non pas vous l'imposer de force. Et dans ce régime, il y a de la place pour une crêpe le dimanche. Ce sera toutefois un petit plus qui trônera au sommet d'une pyramide alimentaire dotée d'une base solide et équilibrée…

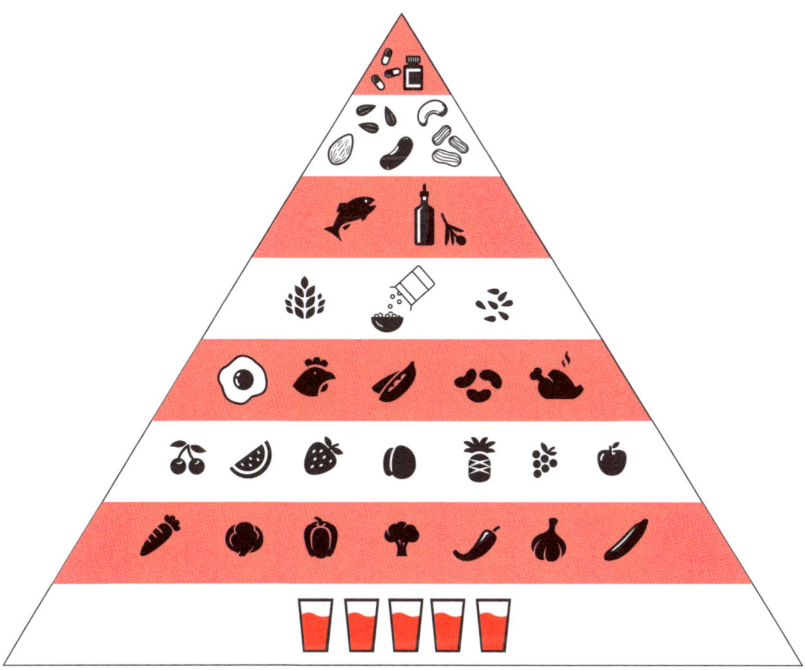

## L'ART DE S'ALIMENTER CONSCIEMMENT

Vous ne devez pas attendre d'être devant votre assiette pour modifier vos habitudes alimentaires. Ça commence d'abord dans votre tête ! Une bonne alimentation ne se limite pas à la nourriture que nous consommons : bien se nourrir requiert aussi un nouvel état d'esprit. Si vous avez déjà suivi un régime, vous n'ignorez pas que, bien souvent, c'est un exercice inutile : les quelques kilos perdus finissent généralement par revenir. C'est pourquoi j'insiste sur le fait que le présent programme nutritionnel n'a rien à voir avec un régime amaigrissant. La Liste vous conduira plutôt, dans un premier temps, à bannir de votre alimentation toutes les denrées dangereuses pour la santé, puis à adopter de saines habitudes alimentaires. Mon but n'est donc pas de vous inciter à perdre du poids. Choisir de manger sainement ne doit pas reposer sur la seule volonté, comme c'est souvent le cas avec les régimes amaigrissants...

Croire qu'il existe une source de volonté inépuisable constitue une erreur qui nous condamne à l'échec dès lors que nous comptons uniquement sur elle pour changer nos comportements. Inévitablement, un jour viendra où nous nous dirons : « Aujourd'hui, ce n'est pas nécessaire », ou : « Une fois n'est pas coutume. » Il ressort d'une étude psychologique portant sur cette question que notre réserve de volonté finit par s'épuiser à la fin d'une journée où nous avons dû prendre une foule de décisions allant des plus petites aux plus importantes. Comme il devient alors beaucoup plus difficile de faire des choix judicieux, on finit par se mettre en quête de confort – mais en prenant la mauvaise direction ! Il en résulte que nous faisons le contraire de ce que nous devrions faire, à savoir manger en étant attentifs à notre santé. Je n'ignore pas qu'il est à la mode de parler d'alimentation consciente, mais il n'y a pas moyen d'y échapper : chaque fois que vous consommez un aliment, vous devez le faire consciemment, pas juste de façon machinale. Dès l'instant où vous mettez de la nourriture dans votre bouche, vous devez vous demander : « Qu'est-ce que je suis en train de manger ? Pourquoi ? Est-ce que j'ai vraiment faim ? Est-ce que je mange parce que j'éprouve de l'anxiété ou parce que j'ai besoin de réconfort ? Suis-je à la recherche d'une forme de compensation ? » Voilà autant de questions qu'il est important de vous poser.

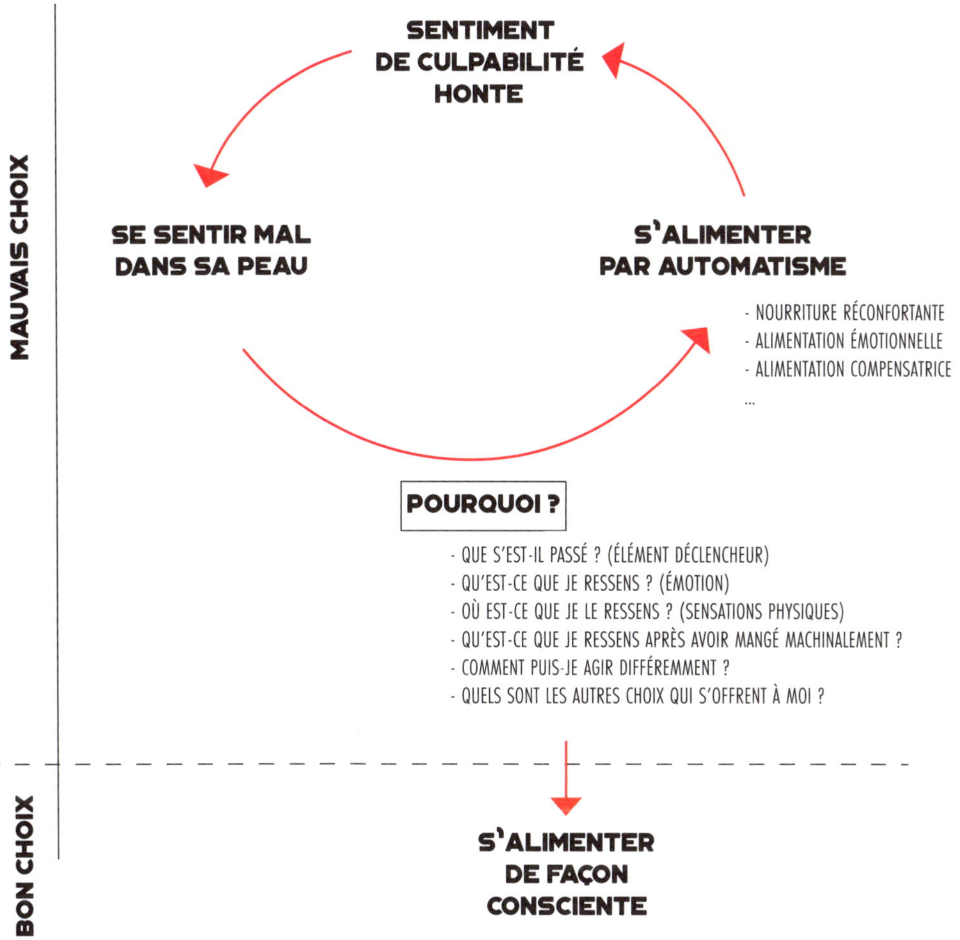
MAUVAIS CHOIX
SENTIMENT DE CULPABILITÉ HONTE
SE SENTIR MAL DANS SA PEAU
S'ALIMENTER PAR AUTOMATISME
- NOURRITURE RÉCONFORTANTE
- ALIMENTATION ÉMOTIONNELLE
- ALIMENTATION COMPENSATRICE
...
POURQUOI ?
- QUE S'EST-IL PASSÉ ? (ÉLÉMENT DÉCLENCHEUR)
- QU'EST-CE QUE JE RESSENS ? (ÉMOTION)
- OÙ EST-CE QUE JE LE RESSENS ? (SENSATIONS PHYSIQUES)
- QU'EST-CE QUE JE RESSENS APRÈS AVOIR MANGÉ MACHINALEMENT ?
- COMMENT PUIS-JE AGIR DIFFÉREMMENT ?
- QUELS SONT LES AUTRES CHOIX QUI S'OFFRENT À MOI ?
BON CHOIX
S'ALIMENTER DE FAÇON CONSCIENTE

Laissez-moi vous expliquer, au moyen d'un exemple, de quoi il est question au juste. Peut-être éprouvez-vous depuis quelque temps un sentiment de solitude, même si vous vivez en couple. Étant de ce fait inconsciemment en manque d'amour ou d'affection, vous tentez de compenser en mangeant du chocolat en soirée. Mais si, à force de volonté, vous parvenez à résister à cette envie, vous créez en réalité un stress émotif supplémentaire en vous. Donc, pour vous consoler, vous décidez finalement de manger du chocolat, mais au prix d'une profonde blessure d'amour-propre. Pourtant, le problème ne se situe pas au niveau du chocolat en lui-même, mais plutôt de ce qui se cache derrière votre besoin de grignoter.

Depuis des temps immémoriaux, l'alimentation permet aux êtres humains d'exprimer leur besoin de donner et de recevoir de l'amour et de l'affection, ou de recevoir et d'offrir l'hospitalité. Si nous rendons visite à quelqu'un, cette personne nous proposera inévitablement quelque chose à boire ou à manger. Dans la cour de récréation, les élèves partagent leur gâteau. Lorsqu'une personne est bouleversée, nous lui offrons un petit « réconfortant ». Ainsi, non seulement la nourriture nous permet de rester en vie en comblant nos besoins énergétiques, mais elle joue aussi un rôle souvent méconnu sur le plan social. Nos gènes sont en quelque sorte programmés de manière à ce que la nourriture constitue une source de réconfort. Lorsque nous mangeons, les neurotransmetteurs qui sont libérés dans notre système sanguin nous procurent un sentiment de bien-être. Malheureusement, cette agréable sensation disparaît très rapidement et cède bientôt sa place à un sentiment de honte ou de culpabilité. Il en découle un flot de pensées négatives qui nous empoisonnent l'existence. Nous nous sentons alors déprimés, avec comme conséquence que nous nous mettons à grignoter dans l'espoir de mieux nous sentir. Cela crée un cercle vicieux dans lequel la nourriture devient à la fois la cause et la conséquence de nos tourments.

Bien souvent, ce mécanisme échappe à notre conscience. Une pensée à ce sujet effleure parfois notre esprit, mais sans que nous y prêtions pour autant attention. Pourtant, nous devrions. Aussi, avant d'aller plus loin, songez à fixer sur la porte de votre armoire à provisions une feuille sur laquelle vous aurez inscrit « POURQUOI ? » en gros caractères. Ainsi, au moment d'ouvrir votre placard, vous vous interrogerez sur les motifs qui vous poussent à agir de la sorte. « Est-ce que j'ai faim ? » Si vous venez de quitter la table, la réponse sera probablement non. Dans ce cas, posez-vous ces questions : « Pourquoi ai-je envie de manger du chocolat en ce moment ? Est-ce que j'ai faim ou est-ce que je me sens mal dans ma peau ? Est-ce que j'agis par simple habitude ? Est-ce que j'éprouve de l'anxiété ? Est-ce que je me sentirai mieux après en avoir mangé ? Pendant combien de temps ? » Une fois que vous aurez répondu à ces questions, essayez dans un premier temps de faire autre chose. Allez vous promener, ou lisez un livre, buvez un verre d'eau, faites la vaisselle. Tâchez simplement de ne pas céder à la tentation au cours de la première demi-heure. Et si, au bout de trente minutes, vous en sentez encore le besoin, autorisez-vous à manger un peu de chocolat.

Ce que je voudrais vous faire comprendre, c'est que la nourriture nous rend souvent esclaves de nos désirs soudains et passagers. Et que derrière toute forme de dépendance se cachent des émotions, lesquelles sont des réactions affectives qui s'atténuent parfois lentement, mais qui finissent par disparaître. Or, il est possible d'influencer ce processus.

Les émotions surviennent par vagues. C'est donc dire qu'elles affluent avant de refluer. Par conséquent, laissez-vous subjuguer par elles. La meilleure chose à faire est de ressentir au plus profond de soi une émotion comme l'angoisse ou la tristesse. Laissez-vous envahir par le chagrin, pleurez jusqu'à épuisement et vous constaterez que l'émotion ressentie ne durera guère plus de vingt à trente minutes. Une fois passé ce délai, vous aurez l'impression de ne plus pouvoir verser de larmes. Si nous appliquons ce principe à l'alimentation émotionnelle, nous parviendrons à reconnaître les éléments déclencheurs qui nous poussent à manger trop et à mal nous nourrir.

À l'aide du tableau de la page suivante entraînez-vous à maîtriser le mécanisme qui provoque l'apparition des émotions. En le complétant, vous apprendrez à reconnaître les éléments déclencheurs et à y associer les émotions correspondantes, et vous découvrirez aussi comment celles-ci se manifestent dans votre corps. Passez ensuite à l'étape suivante, qui consiste à rechercher des solutions de rechange. J'ai moi-même trouvé une solution qui m'aide vraiment. Quand j'ai l'esprit encombré, que je veux accomplir trop de choses à la fois et qu'à la fin de la journée je ne suis pas plus avancé qu'au début, je sors faire une promenade. Figurez-vous que j'ai découvert ça tout seul ! Auparavant, je me serais contenté d'aller chercher quelque chose à grignoter dans le placard. Ce tableau va vous permettre de visualiser le mécanisme à l'œuvre en pareil cas : si vous faites l'effort de bien comprendre comment il fonctionne, vous serez sur la bonne voie !

**NOUS FAÇONNONS D'ABORD NOS HABITUDES, PUIS NOS HABITUDES NOUS FAÇONNENT.**

— TOM PETERS —

| Élément déclencheur | Dispute avec mon/ma partenaire. | |
|---|---|---|
| Émotions ressenties | Tristesse, sentiment de rejet, colère. | |
| Sensations physiques | Douleur à la poitrine, palpitations. | |
| Réaction : envie de manger | Ai dévoré une tablette de chocolat et plusieurs tartines au beurre et à la confiture. | |
| Sentiments après avoir mangé | En colère contre moi-même, sentiment de dégoût et de culpabilité. Apparition d'un sentiment de mépris de soi. | |
| Quelles sont les autres options qui s'offrent à moi ? | Prendre une bouffée d'air frais et effectuer une promenade de 15 minutes. M'efforcer de mieux communiquer avec mon/ma partenaire. | |
| Comment ai-je réussi par le passé à agir autrement ? | J'étais parvenu à gérer la situation de façon plus constructive. | |

## POUVOIR, DEVOIR ET ÉCHOUER

Une fois que vous aurez appris à reconnaître les éléments déclencheurs et les émotions et leurs réactions correspondantes, l'étape suivante consistera à modifier efficacement votre comportement. Le problème, c'est qu'il existe cinq obstacles majeurs au changement :

1. Très souvent, les gens adoptent une attitude négative lorsqu'ils décident de modifier leurs habitudes alimentaires : « Il NE FAUT PLUS que je mange de biscuits. » « Je DOIS absolument arrêter de manger du chocolat. » Or, il suffit parfois de remplacer de telles affirmations par des messages constructifs : « Je VEUX me nourrir plus sainement afin de pouvoir jouer au foot avec mes enfants pendant encore cinq années. » « Je VEUX vivre en bonne santé pour pouvoir faire de longues promenades qui vont me donner de l'énergie. » Par conséquent, faites en sorte de toujours formuler vos objectifs de manière positive.

2. Nous avons souvent tendance à avoir les yeux plus grands que le ventre. Nous décidons d'arrêter de fumer à compter du 1er janvier et, par la même occasion, d'aller courir trois fois par semaine et de ne plus manger de

chocolat. De ces bonnes résolutions, seulement 5 % sont toujours valables en mars. Afin d'éviter que cela ne se produise, nous allons procéder étape par étape, car il est inutile de vouloir changer trop de choses à la fois. Vous apprendrez tout d'abord à distinguer les aliments sains des aliments malsains ; vous découvrirez également quels sont les effets que ces derniers produisent sur votre organisme. Vous allez ensuite entamer la procédure de reprogrammation alimentaire selon le schéma suivant : tous les aliments qui nuisent à la santé seront bannis pendant quelque temps, après quoi vous réintroduirez progressivement certaines de ces denrées, de manière à pouvoir observer concrètement les réactions qu'elles provoquent en vous. Tel est le principal objectif de ce livre !

3. Nous avons souvent de grands projets, mais nous manquons généralement de ténacité. Des études démontrent que les changements de comportement désirés ont davantage de chance de se réaliser s'ils sont formulés de manière explicite. Tâchez par conséquent d'exprimer clairement vos intentions ! Si vous souhaitez vous nourrir plus sainement et que vos collègues de travail sont au courant de votre projet, ils ne manqueront pas de vous réprimander le jour où vous arriverez au bureau avec une pizza. Votre motivation s'en trouvera renforcée, non seulement à cause du contrôle social qui s'exercera ainsi sur vous, mais aussi grâce au soutien moral dont vous bénéficierez de la part de votre entourage. Mettez vos proches dans la confidence, demandez-leur de vous soutenir, associez les membres de votre famille à votre démarche. Après tout, il nous appartient de préparer nos enfants à affronter la vie ! Si ceux-ci acquièrent très tôt de bonnes habitudes en matière d'alimentation, il leur sera plus facile par la suite de renoncer à manger des bonbons ou de choisir de boire de l'eau.

4. Nous échouons souvent parce que nous ne disposons pas d'outils pratiques. Dans ce livre, j'entends procéder de façon très concrète. Plus vous disposerez d'informations appropriées avant de débuter, meilleures seront vos chances de réussite. Les chapitres suivants vous renseigneront sur ce que vous aurez le droit et ce que vous n'aurez pas le droit de manger, et ils vous expliqueront en détail les raisons de ce choix. Vous suivrez le régime alimentaire proposé pendant au moins dix jours, après quoi vous pourrez recommencer ce cycle au besoin.

5. Nous sommes tous humains, et il est dans la nature humaine de commettre des erreurs. Si vous échouez, vous avez deux options. Soit vous

vous culpabilisez, vous vous mettez en colère contre vous-même et vous vous traitez avec encore plus de rigueur. Soit vous faites preuve d'indulgence envers vous-même et acceptez le fait que vous êtes humain après tout. Si vous avez mangé un morceau de chocolat à la suite d'un incident survenu au bureau, n'en faites pas un drame. Ne tombez pas dans une spirale négative, car vous risqueriez alors de vous enfermer dans le cercle vicieux auquel j'ai fait allusion précédemment : élément déclencheur-émotions-réaction-émotions-réaction...

Par conséquent, modifiez votre état d'esprit : « D'accord, j'ai mangé du chocolat et mon corps devra maintenant digérer ces calories superflues. Tant pis. Je ferai plus attention la prochaine fois. » Efforcez-vous de reconnaître les pièges de votre esprit : c'est la seule façon de parvenir à les éviter. La clé de la réussite réside en grande partie dans notre capacité à devenir conscients de ce que nous mangeons. Laissez le message comportant la mention « POURQUOI ? » encore quelque temps dans votre cuisine.

Vous remarquerez que la Liste renferme une quantité plutôt réduite de produits alimentaires au début. Mon intention est de vous amener à comprendre à quel point une bonne alimentation est essentielle au maintien de la santé. Nous ne prenons généralement pas assez conscience de cette importance, mais je suis convaincu que vous allez constater une différence dans votre corps au bout d'à peine une semaine !

## PENSEZ COMME UN ATHLÈTE DE HAUT NIVEAU

Tout processus de changement implique de savoir ce que l'on veut et pourquoi, et d'aborder cette question dans une perspective constructive. Bien entendu, d'autres facteurs que l'alimentation influent sur notre vie et nos humeurs, mais je ne tiens pas à traiter ici de sujets tels que l'exercice physique, le sommeil, etc. Ce livre portant essentiellement sur la nutrition, il contient notamment une liste d'aliments sains et une liste d'aliments dangereux pour la santé (à bannir).

Dans la mesure où votre corps va redoubler d'énergie, vous gagnerez en assurance. Non seulement vous trouverez alors la force de faire des choix plus éclairés, mais vous vous sentirez littéralement exulter ! Cela dit, restons réalistes : ce n'est pas parce que vous mangerez des aliments sains pendant une semaine que tous vos problèmes de santé vont soudain disparaître comme par enchantement. Néanmoins, si vous surveillez votre alimentation, votre sommeil sera plus réparateur, de sorte que vous aurez davantage d'énergie en soirée et que vous aurez alors peut-être envie de faire une promenade ou d'aller courir au lieu de flâner sur le canapé. Vous acquerrez ainsi un nouvel état d'esprit et poserez par la même occasion les bases d'une bonne santé.

La plupart des gens entrent dans mon cabinet en disant: « Docteur, j'ai un problème, pouvez-vous le régler? » En revanche, lorsque les meilleurs athlètes de l'équipe cycliste dont je suis le médecin attitré me consultent, ils me demandent: « Docteur, j'ai besoin que mon corps puisse atteindre un niveau de performance optimal. Pouvez-vous m'aider à être en aussi bonne forme que possible? »

J'aimerais inciter davantage de gens à acquérir cet état d'esprit. Si tous nous mettions davantage l'accent sur la prévention des problèmes de santé au lieu de concentrer notre attention sur les symptômes ou d'espérer trouver un remède à tous nos maux, j'aurais accompli ma mission.

Il est inutile de jouer les victimes en ce qui concerne la santé, le mode de vie et la prévention des maladies. Certes, il arrive que certaines personnes n'aient pas de chance, tombent malades ou souffrent de maladies génétiques ou héréditaires. Mais même elles sont en mesure de faire des choix: « Est-ce que je me résigne à n'être qu'un corps diminué physiquement? Ou est-ce que je suis aussi un individu fort, doté d'un esprit fort qui me pousse à affronter les épreuves avec courage et détermination, et à tirer le meilleur parti de la vie? » Voilà le message que je voudrais vous transmettre. Prenez votre existence en main. Ne vous laissez pas abattre par les circonstances! Ce qui importe, ce n'est pas ce qui nous arrive mais ce que nous faisons avec ce qui nous arrive. Faites en sorte de vous responsabiliser, de vous fortifier. De cette façon, vos motivations prendront une signification accrue qui émanera du plus profond de votre être et vous fera éprouver une grande joie intérieure. C'est du moins ce que je vous souhaite à tous.

Il arrive un moment où il faut cesser de se poser des questions. Sinon, vous continuerez à avoir des doutes et vos actions déboucheront sur des résultats mitigés. Il est pourtant très simple d'arrêter de se poser des questions: il suffit de prendre une décision. Plus vous prendrez de décisions, plus vous avancerez dans la vie. Prenez vos décisions en fonction de ce que vous ressentez, de ce que vous souhaitez et de ce que vous estimez être important. Passez à l'action et voyez ce qui se passera par la suite. Vivre en étant pleinement conscient, c'est le plus beau cadeau que l'on puisse se faire à soi-même. Par conséquent, gardez toujours votre objectif à l'esprit, puis commencez par le commencement.

— CHAPITRE 2 —

# ÉVALUEZ VOTRE ÉTAT DE SANTÉ

**ON N'AMÉLIORE QUE CE QU'ON MESURE**

— TOM PETERS —

Maintenant que vous avez fait le choix de suivre le programme de nutrition proposé dans ce livre, il importe dans un premier temps de savoir où vous en êtes.

Il vous faut donc adopter sans plus tarder une attitude positive et enclencher le processus qui vous permettra d'atteindre vos objectifs. Il convient d'abord de dresser votre bilan de santé. Êtes-vous en bonne ou en mauvaise santé actuellement ? Comment vous sentez-vous au moment de débuter ?

En tant que médecin, j'aime m'en tenir aux faits. Cet auto-examen initial pourrait éventuellement se doubler d'analyses sanguines classiques ou plus spécifiques, mais ce n'est pas nécessaire au départ. Toutefois, si vous désirez dès à présent en savoir davantage à ce sujet, reportez-vous au chapitre 5. Un test sanguin vous renseignera en effet sur votre état de santé global : il vous indiquera notamment si vous souffrez de carences, si votre condition physique requiert une attention spéciale ou si vous présentez des symptômes particuliers.

Pour commencer, répondez à ces trois questions fondamentales :

- Quels sont les aspects de ma santé dont je suis satisfait à l'heure actuelle ?
- Quelles mesures ai-je adoptées jusqu'ici pour être en bonne santé ?
- Quels motifs ai-je d'exprimer ma reconnaissance ?

Cette notion de gratitude pourra vous paraître dérisoire a priori, mais elle constitue pourtant un élément essentiel de l'attitude positive indispensable à tout changement de comportement. Fortifiez-vous et félicitez-vous pour ce que vous avez déjà accompli.

## LE QSM... VOUS CONNAISSEZ ?

Un test sanguin coûteux n'est pas toujours nécessaire pour savoir comment on se porte. Il existe aussi un outil très pratique à cet égard : le QSM (Questionnaire des Symptômes Médicaux).

La procédure à suivre consiste à attribuer à chaque partie ou à chaque organe de votre corps une note comprise entre 0 et 4, et ce pour la période couvrant les deux ou trois dernières semaines. Une fois ce questionnaire rempli, vous aurez une vue d'ensemble de ce qui se passe dans votre corps. Il ne s'agit pas d'une épreuve d'examen qu'il faut à tout prix réussir, mais d'un simple constat basé sur ce que vous avez pu observer au cours de la période écoulée.

Additionnez tous les points de manière à obtenir votre score total. Plus celui-ci est élevé, plus votre état de santé est préoccupant. Vos impressions à ce sujet se trouvent ainsi confirmées par écrit. Il convient de remplir de nouveau ce questionnaire au terme du premier cycle de dix jours (ou après deux cycles) afin de vérifier s'il existe une différence significative entre les deux résultats.

## QSM (QUESTIONNAIRE DES SYMPTÔMES MÉDICAUX)

**Échelle de points :**

**0** = Ce symptôme se manifeste **rarement,** voire **jamais**
**1** = Ce symptôme se manifeste **à l'occasion**, mais **il ne me gêne pas**
**2** = Ce symptôme se manifeste **à l'occasion** et **il me gêne beaucoup**
**3** = Ce symptôme se manifeste **souvent**, mais **il ne me gêne pas**
**4** = Ce symptôme se manifeste **souvent** et **il me gêne beaucoup**

### TÊTE

Maux de tête : ..............................
Sensations d'évanouissement : ..............
Vertiges : ..................................
Insomnies : .................................
TOTAL : .....................................

### YEUX

Yeux qui pleurent ou qui chatouillent : ......
Yeux gonflés, paupières rouges ou « collantes » : ...........................
Poches ou cernes sous les yeux : ..............
Vue trouble ou en tunnel (n'inclut pas la myopie ou l'hypermétropie) : .............
TOTAL : .....................................

### OREILLES

Oreilles qui démangent / qui chatouillent : .........................
Douleurs ou infections aux oreilles : .........
Écoulement : ................................
Acouphènes (bruits dans les oreilles) ou diminution de l'audition ................
TOTAL : .....................................

### NEZ

Nez bouché : ...............................
Problème de sinus : ..........................
Rhume de foins : .............................
Crises d'éternuements : ......................
Formation excessive de mucus : .............
TOTAL : .....................................

### BOUCHE / GORGE

Toux chronique : ............................
Besoin fréquent de se nettoyer la gorge : .....
Maux de gorge, voix enrouée, perte de voix : ...............................
Gonflement ou modification de couleur de la langue, des gencives ou des lèvres : .....
Aphtes : ....................................
TOTAL : .....................................

### PEAU

Acné : ......................................
Plaques qui chatouillent, éruption, peau sèche : ...............................
Perte de cheveux : ...........................
Rougeurs, bouffées de chaleur : ..............
Transpiration excessive : ....................
TOTAL : .....................................

## CŒUR

Pouls irrégulier / cœur qui « saute » : ........

Cœur qui bat trop vite : ....................

Douleur à la poitrine : ....................

**TOTAL :** ..................................

## POUMONS

Sifflements : ..............................

Asthme, bronchite : ........................

Essoufflement : ............................

Difficulté à respirer : ....................

**TOTAL :** ..................................

## TUBE DIGESTIF

Nausées, vomissements : ....................

Diarrhée : .................................

Constipation : .............................

Sensation de ballonnement : ................

Éructation, renvois, gaz : .................

Douleur d'estomac ou intestinale : .........

Brûlures d'estomac : .......................

**TOTAL :** ..................................

## MUSCLES / ARTICULATIONS

Douleur dans les articulations : ...........

Arthrite : .................................

Raideur ou limitation de mouvement : ......

Douleur musculaire : .......................

Sensation de faiblesse ou de fatigue : ....

**TOTAL :** ..................................

## POIDS

Envie de manger ou de boire : ..............

Attirance pour certains aliments : .........

Poids excessif : ...........................

Compulsion alimentaire : ...................

Rétention d'eau : ..........................

Poids insuffisant : ........................

**TOTAL :** ..................................

## ÉNERGIE / ACTIVITÉ

Fatigue, mollesse, lenteur : ...............

Apathie, léthargie : .......................

Hyperactivité : ............................

Agitation, tourments : .....................

**TOTAL :** ..................................

## CERVEAU

Mauvaise mémoire : .........................

Confusion, mauvaise compréhension : ........

Mauvaise concentration : ...................

Mauvaise coordination physique : ..........

Difficulté à prendre des décisions : ......

Bégaiement ou difficulté à trouver ses mots : ..........

Difficultés d'élocution : ..................

Difficultés d'apprentissage : ..............

**TOTAL :** ..................................

## ÉMOTIONS

Humeur fluctuante : ........................

Anxiété, peur, nervosité : .................

Colère, irritabilité, agressivité : ........

Dépression : ...............................

**TOTAL :** ..................................

## AUTRES

Maladies fréquentes : ......................

Mictions fréquentes et urgences mictionnelles : ..........

Démangeaisons génitales ou pertes : ........

**TOTAL :** ..................................

**SCORE TOTAL :** ............................

Une fois que vous aurez rempli ce questionnaire et que vous aurez appliqué à la lettre le présent programme nutritionnel, vous connaîtrez mieux vos points faibles et vous serez en mesure d'identifier les aliments qui vous causent plus de tort que de bien. Vous constaterez que des changements importants peuvent survenir même en très peu de temps ! Sachez néanmoins que votre score, s'il est supérieur à 100, ne tombera pas brusquement à 0 en dix jours. Je ne fais pas de miracles ! J'ai fréquenté l'université, pas l'école de magie de Poudlard ! Mais je puis vous garantir une chose : conformez-vous aux recommandations de la Liste et continuez par la suite d'opter pour une alimentation saine et équilibrée et vos symptômes auront diminué encore davantage au bout d'un an.

## QUAND CE QUI EST ANORMAL DEVIENT LA NOUVELLE NORMALITÉ

Plus vous vous sentirez bien dans votre peau et déborderez d'énergie et mieux vous parviendrez à surmonter les difficultés de la vie ! Car plus nous rompons avec les habitudes acquises et plus nous sommes en mesure d'en acquérir de nouvelles. Il est évident qu'un tel changement ne peut se produire en dix jours. Mais il vous sera déjà possible d'entrevoir quelle pourrait être la différence si vous adoptiez sur le long terme un mode de vie plus sain.

Malheureusement, la publicité nous bombarde quotidiennement de messages qui tentent en permanence de nous imposer des produits nocifs pour la santé. Sur le plan alimentaire, nous avons été mal « programmés », non seulement en tant qu'individus, mais aussi en tant que société. Nous devrons par conséquent nous battre, résister aux tentations et justifier nos choix. Vous agirez de façon normale, mais on vous percevra comme quelqu'un d'anormal.

À titre de médecin d'équipe sportive, il m'est arrivé d'être en déplacement 180 jours par an. Cela avait une incidence sur mon mode de vie, ainsi que sur mon poids. Il y avait partout abondance d'aliments, de boissons, de gâteaux et de biscuits riches en calories et en sucre, car les cyclistes en ont besoin pour pouvoir rouler sans encombre pendant les quelques heures que dure une course. Ils brûlent ces calories presque instantanément. Assis avec eux dans le bus de l'équipe, je consommais les mêmes produits qu'eux, mais, contrairement à eux, je n'étais pas tenu d'accomplir de performance de haut niveau. Étant donné que cela requiert un minimum d'énergie, je n'avais pas la volonté de me nourrir sainement.

Je suis en meilleure forme désormais et je cultive un état d'esprit qui m'aide à opter pour une salade nourrissante le midi, mais je dois quand même justifier mes choix. Je vous renvoie aux premières pages de mon livre, qui vous aideront à résister aux pressions extérieures. Trouvez la force en vous-même! Posez-vous ces questions: « Pourquoi est-ce que j'agis comme je le fais? » et « Quels sont les éléments déclencheurs qui me poussent à manger de la sorte? » Je dois avouer que, dans le cadre de ma profession et de mes objectifs, je pratique également une certaine forme de sport de haut niveau qui exige d'être en bonne santé. Avec le temps, le fait de devoir fournir et continuer de fournir des réponses à ce genre de questions vous empêchera vous aussi de succomber à la tentation. Une préparation sans faille vous sera également d'une très grande utilité, car il est essentiel de bien planifier ses activités.

## LES RISQUES POUR LA SANTÉ

Jusqu'à présent, j'ai surtout insisté sur le fait qu'une alimentation saine permet de se sentir mieux dans sa peau. Mais il est tout aussi important de réfléchir aux risques que peut entraîner une alimentation malsaine.

Voici un bref aperçu des cinq principales maladies chroniques qui compromettent notre santé.

1. Les maladies cardiovasculaires, qui peuvent entraîner de graves problèmes de santé au mitan de la vie et à un âge avancé. Elles sont souvent la cause de décès prématurés. Boum, c'est fini! Voilà qui devrait vous convaincre de vous battre bec et ongles afin de les prévenir, me semble-t-il.

2. Le diabète ou la « maladie du sucre ». Il en existe deux types. Le premier, le diabète de type 1 pour lequel on ne peut pas faire grand-chose, est héréditaire. Soit on l'a, soit on ne l'a pas. Il y a par ailleurs le diabète de type 2, également appelé diabète de l'adulte ou diabète sucré, qui est étroitement lié au mode de vie et dont il est possible, dans une certaine mesure, de contrôler l'évolution.

3. Le syndrome métabolique. Cette expression désigne un ensemble de maladies et de problèmes de santé ayant un lien avec la corpulence. Lorsque notre poids augmente, les tissus adipeux de notre corps deviennent un organe en soi. En effet, non seulement les toxines s'accumulent dans les tissus adipeux, mais ces derniers commencent eux-mêmes à produire des toxines, devenant ainsi un organe toxinogène. Or, plus la quantité de graisses et de toxines est importante, plus celles-ci risquent de se retrouver dans le sang et de provoquer des inflammations à différents endroits.

4. Le cancer. De même, le cancer est par définition un phénomène épigénétique qui se manifeste par des changements au niveau cellulaire. Notre corps produit chaque jour une quantité innombrable de cellules (pré)cancéreuses. Lorsque notre système immunitaire fonctionne normalement, ces cellules sont éliminées. En cas de dysfonctionnement, les cellules en question engendrent une tumeur. Elles se divisent et, avant même qu'on ne s'en aperçoive, on se retrouve avec un tas de cellules qui ne devraient pas être là. Les facteurs épigénétiques exercent une grande influence sur ce mécanisme, le meilleur exemple à cet égard étant le tabagisme. La fumée de cigarette stimule les gènes de telle sorte que ceux-ci facilitent la prolifération des cellules cancéreuses. C'est pourquoi tant de fumeurs sont atteints du cancer des poumons, les toxines contenues dans la fumée transformant les gènes normaux en oncogènes, c'est-à-dire en gènes responsables du cancer.

5. Les maladies pulmonaires, la principale étant la bronchite chronique ou MPOC (maladie pulmonaire obstructive chronique). Il va sans dire que le tabagisme se classe au premier rang des facteurs de risque identifiés.

## VOTRE BILAN DE SANTÉ

Il m'arrive parfois de comparer notre organisme à un système solaire. Par le passé, on estimait que les gènes influaient directement sur la santé du corps et de l'esprit. Nous savons de nos jours que ces gènes subissent eux aussi l'influence de facteurs épigénétiques ou externes, à savoir les « planètes » liées à notre mode de vie que sont l'alimentation, l'exercice physique et l'environnement. Or, dans la mesure où nous avons prise sur ces facteurs externes, nous avons aussi le pouvoir de les modifier ! La recherche scientifique a accompli d'énormes progrès en ce sens. Au point que certains chercheurs prétendent même qu'il est théoriquement possible de guérir n'importe quelle maladie, y compris l'épilepsie et l'autisme, simplement en modifiant notre régime alimentaire. Nous n'allons pas nous aventurer plus loin dans cette voie, mais il est certain que le monde médical sous-estime encore la portée du rôle de l'alimentation sur la santé.

Il va sans dire que ces risques pour la santé ne disparaîtront pas au bout de deux semaines. Mais, à long terme, les risques de voir de tels problèmes se manifester devraient s'atténuer. N'hésitez pas à consulter votre médecin afin de mieux connaître la nature des risques auxquels vous êtes personnellement exposé.

LES SIX PILIERS DE LA SANTÉ

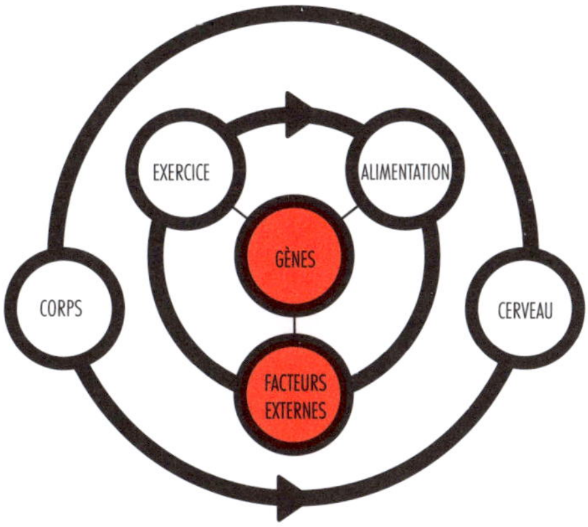


L'EXERCICE PHYSIQUE PERMET DE CRÉER DES INTERFACES ENTRE EUX

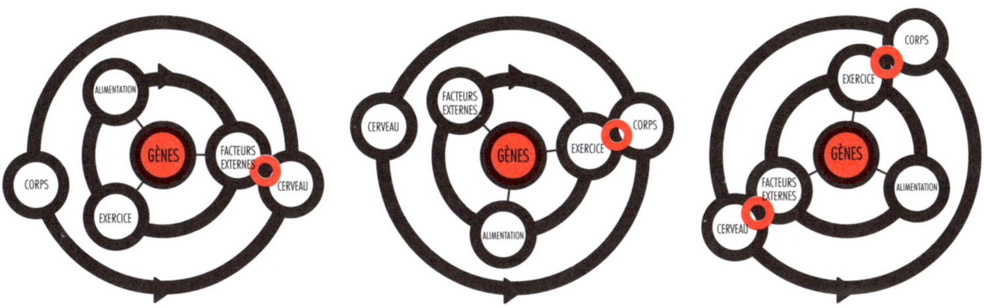


## MESURER, C'EST SAVOIR !

Pour terminer, je vous demanderais de réaliser votre propre étude clinique. Il me faut des chiffres précis, des mesures objectives.

1. Votre poids. Bien que ce programme nutritionnel ne constitue pas un régime amaigrissant, je suis persuadé que la plupart des gens vont perdre quelques kilos.

   Quelle est la meilleure façon de se peser ? Essayez de toujours monter sur le pèse-personne dans les mêmes circonstances. La différence entre se peser le matin et se peser le soir peut être considérable. En effet, si vous buvez deux verres d'eau et une tasse de café, vous pèserez davantage que si vous êtes à jeun au réveil. Par conséquent, pesez-vous une fois par jour au lever. Retirez vos vêtements, faites un arrêt aux toilettes pour éliminer tout le superflu de votre corps et installez-vous sur le plateau de pesée.

Les applications qui vous permettront de suivre l'évolution de votre poids sont nombreuses. Je vous recommande d'en utiliser une, notamment pour observer la tendance à long terme. Ne comparez pas les résultats obtenus d'une journée à l'autre : ce que vous pesez une journée n'est rien de plus que le poids de ce jour-là. Si vous avez bu beaucoup d'eau la veille au soir, par exemple, vous pèserez davantage le lendemain matin : votre corps étant mieux hydraté, il sera plus lourd. Les premiers jours où vous suivrez les recommandations de la Liste, votre poids diminuera, car vous allez supprimer tous les sucres de votre alimentation. Techniquement parlant, pour chaque gramme de sucre consommé, votre corps accumule 2 grammes d'eau. Ainsi, pour une quantité de sucre d'environ 800 grammes, notre corps emmagasine 1 600 grammes d'eau, ce qui correspond à un poids corporel de 2,4 kg. En réduisant à 200 grammes le contenu en sucre de vos aliments, vous éliminerez par la même occasion le surplus d'eau et de poids qui y est associé. Le pain blanc, les pâtes et les autres produits riches en glucides fournissent une grande quantité de sucre aux muscles et au foie, où il est entreposé sous forme de glycogène au cas où nous connaîtrions une pénurie d'énergie. Mais l'homme moderne ne souffre plus de carence énergétique, car il a tous les jours amplement de nourriture à sa disposition ; il en profite d'ailleurs pour manger à longueur de journée ! En consommant trop de sucres transformés, nous nuisons donc gravement à notre santé !

2. La deuxième tâche que je vous demande d'accomplir consiste à mesurer votre tour de hanches et votre tour de taille. Nous déterminerons ensuite le rapport existant entre les deux, car celui-ci est étroitement lié aux risques pour la santé. À l'aide du ratio taille/hanches (RTH), nous allons définir votre type morphologique, une donnée importante qu'il convient d'associer à votre indice de masse corporelle (IMC), lequel est calculé en divisant votre poids par le carré de votre taille (grandeur).

$$\frac{\textbf{POIDS (EN KG)}}{\textbf{TAILLE (EN M) AU CARRÉ}} = \textbf{IMC}$$

Le ratio RTH permet de connaître les risques pour la santé. Divisez le tour de vos hanches par le tour de votre taille et consultez le tableau suivant pour savoir dans quelle mesure vous êtes à risque.

### TABLEAU DU RATIO TAILLE/HANCHES (RTH)

| HOMME | FEMME | RISQUE POUR LA SANTÉ |
|---|---|---|
| inférieur à 0,95 | inférieur à 0,8 | Faible |
| entre 0,96 et 1 | entre 0,81 et 0,85 | Accru |
| supérieur à 1 | supérieur à 0,85 | Élevé |

Le tableau simplifié qui suit vous permettra de connaître votre IMC et de découvrir sa signification. Toutefois, cette mesure ne saurait à elle seule tracer un portrait fidèle de votre morphologie. Il est en effet également important de pouvoir localiser avec précision la graisse présente dans votre corps. Tout le monde est à même de prendre ses mesures : pas besoin de méthode compliquée pour y arriver !

### TABLEAU DE L'INDICE DE MASSE CORPORELLE (IMC)

| IMC | INTERPRÉTATION | DIAGNOSTIC |
|---|---|---|
| inférieur à 18,5 | maigreur | Résultat convenable, mais des examens plus poussés pourraient être nécessaires. |
| de 18,5 à 24,9 | poids normal | 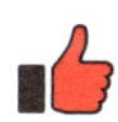 |
| de 25 à 29,9 | surpoids | DANGER |
| de 30 à 39,9 | obésité | DANGER |
| supérieur à 40 | obésité sévère | DANGER |

## MUNISSEZ-VOUS D'UN MÈTRE RUBAN

Grâce au mètre ruban, vous pourrez mesurer votre tour de hanches et votre tour de taille et calculer ensuite le rapport entre les deux. Et si cela vous semble trop compliqué, contentez-vous de mesurer la circonférence de votre abdomen à peu près au niveau du nombril, soit entre la première côte et le haut de l'os de la hanche (ou la partie supérieure du bassin). Il est préférable de toujours prendre les mesures au même endroit, notamment afin de pouvoir établir des comparaisons entre les mesures prises avant et après la période de dix jours. La taille des hommes et des femmes comporte des valeurs limites précises à partir desquelles les risques sont plus élevés.

TABLEAU DES MESURES DE LA CIRCONFÉRENCE ABDOMINALE

| ♂ | | ♀ |
|---|---|---|
| inférieur à 94 cm | 👍 | inférieur à 80 cm |
| entre 94 et 102 cm | DANGER ⚠ | entre 80 et 88 cm |
| supérieur à 102 cm | DANGER ⚠ | supérieur à 88 cm |

En observant votre silhouette, il est possible de déterminer si votre corps a l'aspect d'une pomme ou d'une poire.

Un corps en forme de poire présente des rondeurs localisées au niveau des cuisses et des hanches, tandis qu'une morphologie en forme de pomme est caractérisée par un abdomen volumineux et saillant. Un corps en forme de pomme est plus à risque, car il a tendance à entreposer les graisses entre les organes, ce qui

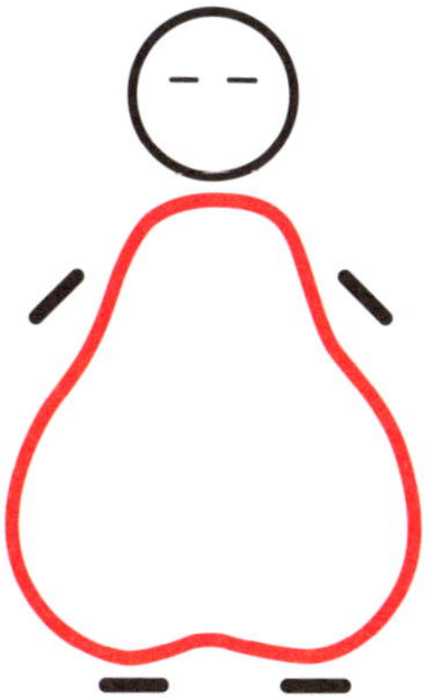

FORME DE POIRE

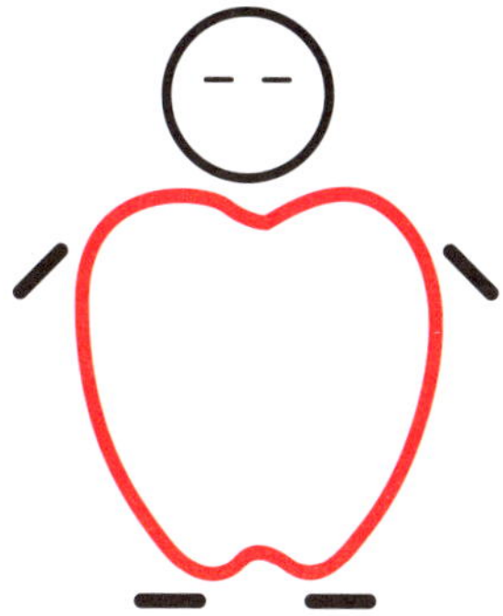

FORME DE POMME

est très malsain. Une morphologie en forme de poire accumule davantage de graisses dans la partie inférieure du corps, mais elle comporte moins de risques pour la santé qu'une morphologie en forme de pomme.

Tout est donc une question de centimètres. Si vous êtes du type pomme, sachez que beaucoup de graisses nuisibles à votre santé se logent entre vos organes. Il serait par conséquent souhaitable que vous arriviez à diminuer votre tour de taille, de manière à réduire ainsi la quantité de graisse en question. Tel est le but à atteindre et c'est ce que nous allons tenter d'accomplir.

Maintenant que vous avez pris vos mesures et dressé le bilan de votre santé, il est temps de passer à l'action !

**SI JE DISPOSAIS DE SIX HEURES
POUR ABATTRE UN ARBRE,
JE CONSACRERAIS
LES QUATRE PREMIÈRES
À AFFÛTER MA HACHE.**

— ABRAHAM LINCOLN —

– CHAPITRE 3 –

# LA PRÉPARATION, CLÉ DU SUCCÈS

D'un point de vue purement scientifique, le programme nutritionnel proposé dans ces pages est en fait une cure de détoxification. Cela peut paraître étrange au premier abord, car notre objectif est de cultiver des habitudes alimentaires aussi saines que variées. Dans ce cas, pourquoi éliminer autant de produits de notre alimentation ? Nous ne nous contenterons pas uniquement de cette mesure : je tiens en effet à ce que votre régime alimentaire soit plus varié, mais je voudrais que vous recherchiez cette variété dans des aliments beaucoup plus sains.

Votre reprogrammation débutera donc par une phase d'élimination, puis nous passerons à la phase de réintroduction. Le fait d'éliminer puis de réintroduire certains aliments vous permettra de prendre vos distances par rapport au système de pilotage automatique actuellement en vigueur, en plus de vous aider à être plus conscient de vos choix alimentaires. Ce faisant, vous vous détournerez des aliments transformés et de la malbouffe pour vous intéresser davantage aux produits frais, aux aliments naturels et non transformés

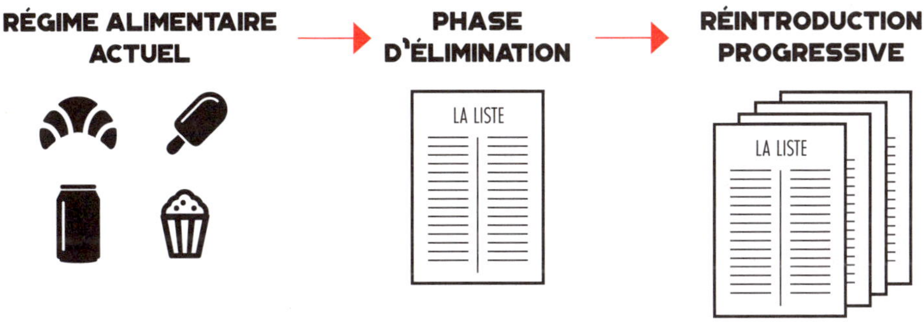


Si vous parcourez la Liste, peut-être aurez-vous l'impression, du moins au début, que vous n'avez pas le droit de manger certains aliments sains, et vous aurez tout à fait raison. Mais il importe d'éliminer d'un seul coup toutes les sources possibles d'hypersensibilité et d'intolérance : elles constituent un fardeau inutile pour notre système immunitaire ! Ces réactions d'hypersensibilité, causées par des aliments qui nous rendent malades ou nous empêchent d'être bien portants, se manifesteront de nouveau lorsque nous réintroduirons progressivement certains aliments. Il sera alors possible de les identifier en procédant par tâtonnements plutôt qu'au moyen de tests sanguins coûteux. En incorporant progressivement certains produits à votre régime alimentaire, vous serez en mesure de constater s'il existe un rapport entre eux et certains symptômes indésirables. Vous pourrez ainsi éviter pendant quelque temps, voire de façon définitive, les aliments jugés suspects.

## IL N'EXISTE PAS D'APPROCHE UNIQUE

La première chose que je tiens à préciser, c'est qu'un livre contient toujours des conseils généraux, ce qui est loin d'être idéal lorsqu'il s'agit de dispenser des avis médicaux. Grâce aux évolutions scientifiques et technologiques, on assiste à un mouvement en faveur d'une médecine entièrement personnalisée. Certaines des mesures proposées ici ne fonctionneront pas pour vous, ou vous devrez procéder autrement. Il existe une infinité de régimes d'élimination différents, tous plus sévères les uns que les autres. En concevant la Liste, j'ai opté pour une approche ultra-rigoureuse. Quand on décide de faire quelque chose, il est préférable d'y aller à fond sans tarder! Pour la bonne raison que nous n'allons pas suivre un régime amaigrissant mais que nous voulons reprogrammer notre corps. Par conséquent, si vous avez des doutes, des questions ou des difficultés en cours de route, consultez un médecin ou un nutritionniste.

La démarche qui mène à un changement de nos habitudes alimentaires pouvant être complexe, ardue et déroutante, je nourris l'espoir que ce livre vous aidera à franchir cette étape plus facilement. Mon but est de combattre les inflammations et les substances toxiques présentes dans votre corps et d'identifier, comme le ferait un bon détective, les aliments qui engendrent ces symptômes. Les premiers jours seront les plus difficiles pour vous, car vous devrez vous débarrasser de certaines substances nutritives. Il vous faudra consacrer du temps et des énergies à ce programme nutritionnel, mais c'est temporaire! Les choses ne pourront aller qu'en s'améliorant. En l'occurrence, une bonne préparation représente la moitié du travail. Si vous adoptez de nouvelles façons de faire et si vous conservez un bon moral, cette approche ne tardera pas à devenir la chose la plus naturelle qui soit. Prenez l'habitude de manger et de faire vos courses en ayant pleinement conscience de ce que vous faites.

## FAITES CONFIANCE À VOTRE CORPS

« Mais pourquoi dois-je procéder ainsi, Docteur? » Parce que ça en vaut vraiment la peine! Je veux que vous vous concentriez sur un seul objectif: être en parfaite santé. De nombreux patients viennent me consulter en se plaignant de problèmes que je n'ai pas pu régler pendant de longues années: douleurs musculaires, douleurs articulaires, fatigue... Autant de doléances auxquelles nous, médecins, n'avons trop souvent pas de réponse. Je me refuse à être ce genre de médecin. Si vous vous sentez mal, il ne fait aucun doute dans mon esprit que c'est pour une bonne raison. Or, si nous parvenons à trouver la cause de vos tourments, nous pourrons chercher un moyen de les éliminer par le truchement de l'alimentation, d'une cure de sommeil et d'un programme d'exercices, ou en influant sur tout autre facteur associé à votre mode de vie. La force du programme nutritionnel proposé dans ces pages réside dans sa capacité à démasquer les aliments à l'origine des dysfonctionnements que vous auriez pu constater après avoir répondu au questionnaire sur la santé. Ne sachant pas que le déséquilibre dont nous souffrons est causé par certains aliments, nous avons parfois du mal à imaginer à quel point nous avons le pouvoir d'améliorer notre état de santé. Ce n'est que lorsque ces ingrédients auront été retirés de votre alimentation avant d'y être réintroduits plus tard que vous serez en mesure d'établir un lien de cause à effet. La Liste vous aidera en ce sens.

Votre système immunitaire s'en trouvera ainsi renforcé. Le fait est que notre organisme est incroyablement résistant. Le moins que l'on puisse dire, c'est qu'il possède une incroyable capacité de régénération et que le pouvoir de guérison de notre corps est de loin supérieur à celui de n'importe quel médicament ou traitement médical. Faites confiance à votre corps ! Il nous signale nos « erreurs » en nous faisant nous sentir mal, mais nous devons apprendre à reconnaître les avertissements qu'il nous lance. Idéalement, il conviendrait de suivre un tel régime d'élimination pendant environ trois semaines, comme cela a été scientifiquement démontré. Mais je suis soucieux de vous rendre la tâche aussi simple et facile que possible ; je considère donc que dix jours vous suffiront pour parvenir à un résultat tangible. Faire en sorte que de grands objectifs se réalisent peu à peu, voilà le but vers lequel nous tendons.

## ET ON ENCHAÎNE AVEC LES BONNES NOUVELLES !

Je pense par ailleurs que vous allez perdre du poids. Ce n'est pas notre objectif principal, mais comme vous digérerez mieux et que vous éliminerez plus rapidement les toxines de votre corps, vous perdrez probablement quelques kilos excédentaires. Vous souffrirez sans doute moins des symptômes qui accompagnent les maladies chroniques que sont l'arthrite, les allergies ou l'asthme, ainsi que certaines maladies auto-immunes ou le diabète.

Grâce à une meilleure alimentation, votre corps trouvera un nouvel équilibre et votre poids se stabilisera avec le temps. Même en ne limitant pas le nombre de calories absorbées et en mangeant à votre faim, vous ressentirez déjà les bienfaits de ce régime, dont l'une des retombées positives est sans nul doute la perte de poids. Un poids corporel adéquat présente de nombreux avantages pour la santé ! Une différence d'à peine quelques kilos pourrait notamment exercer une action bénéfique sur votre hypertension artérielle.

Votre capacité d'attention en sera accrue, votre concentration s'en trouvera améliorée et vos idées seront plus claires. En outre, vous serez de meilleure humeur, vous aurez moins de problèmes d'allergies et de rétention d'eau, vos articulations vous feront moins souffrir, vous dormirez mieux et votre peau sera plus éclatante. Des symptômes tels que la mauvaise haleine, les ballonnements, la constipation, la diarrhée, les ulcères, les maux de tête et la fatigue disparaîtront.

## LA LISTE EST-ELLE SUSCEPTIBLE DE FAIRE L'OBJET DE CERTAINES CONTRE-INDICATIONS ?

Dans certains cas, il est recommandé de consulter votre médecin avant tout, surtout si vous prenez des médicaments. Chaque traitement médical ayant fait l'objet d'une ordonnance, il convient de s'assurer que le fait de suivre un régime d'élimination ne fait l'objet d'aucune contre-indication. Je pense notamment aux médicaments qui régulent la tension artérielle, le rythme cardiaque ou le taux de sucre dans le sang.

Les femmes enceintes ou qui allaitent sont invitées à reporter ce projet à une date ultérieure.

Ce programme nutritionnel est également déconseillé aux patients atteints de cancer ou en phase terminale, aux personnes souffrant de graves problèmes d'anxiété ou de dépression profonde, aux personnes souffrant de problèmes thyroïdiens ou d'insuffisance hépatique ou rénale, ainsi qu'aux personnes ayant un indice de masse corporelle trop faible, ou souffrant d'anémie ou de problèmes alimentaires. Une version modifiée de ce régime d'élimination est toujours envisageable en pareils cas, mais à condition qu'elle fasse l'objet d'un suivi médical. Au besoin, renseignez-vous auprès de votre médecin.

En principe, les enfants et les adolescents de moins de dix-huit ans n'ont pas encore besoin de se soumettre à un régime d'élimination trop strict. Il importe toutefois de les programmer convenablement dès leur plus jeune âge. En tant que parent, vous vous devez de jouer un rôle de premier plan à cet égard. Les entreprises de publicité et les grandes sociétés agroalimentaires font tout ce qui est en leur pouvoir pour influencer au maximum les jeunes cerveaux, à tel point que certains enfants sont persuadés que les bonbons aux fruits sont excellents pour la santé… Il est donc préférable d'inculquer à ces derniers de bons principes et de les intéresser à votre projet dès la phase de réintroduction. Ils apprendront ainsi ce qu'est une alimentation saine et disposeront d'une base solide pour plus tard.

Nous allons opter pour un cycle d'élimination d'une durée de dix jours, car cette solution ne me semble pas totalement irréaliste ; pour la plupart d'entre vous, elle devrait être aisément applicable. Si vous souffrez de symptômes graves et que vous ressentez une amélioration notable au bout de dix jours, rien ne vous empêche de répéter ce cycle encore une ou deux fois. Je vous accorde une totale liberté en la matière. D'un point de vue strictement scientifique, une cure de détoxification devrait durer idéalement entre vingt et trente jours. Il est toutefois inutile d'être aussi strict ; n'exagérez pas, car la phase d'élimination ne doit pas durer un an. Cela dit, plus longue sera la durée du régime d'élimination, plus vous en ressentirez les bienfaits. Notre organisme a besoin de temps pour que les réactions aux déclencheurs alimentaires se résorbent ! Les premiers jours surtout, vous risquez de vous sentir mal ; vous pourriez éprouver de la fatigue ou des étourdissements et ressentir des douleurs musculaires ou articulaires, mais ces effets devraient être passagers. Si ce n'est pas le cas et si vos symptômes persistent ou s'aggravent, consultez un médecin.

À la fin de la phase d'élimination, non seulement vous aurez plus d'énergie, mais vous vous sentirez aussi plus alerte mentalement. Vos maux de tête et vos problèmes intestinaux seront moins fréquents et vous éprouverez une sensation générale de bien-être. C'est ce que nous voulons tous, non ?

## LE SYNDROME DE L'INTESTIN QUI FUIT

La phase d'élimination vise principalement à régénérer et à réparer notre muqueuse intestinale, que nos habitudes alimentaires ont contribué à endommager. Nos intestins constituent la principale surface de contact entre notre corps et le monde extérieur ; ils comptent parmi les premiers organes dont il faut prendre soin. Les intrusions du monde extérieur se produisent souvent au niveau du tube digestif, d'où l'importance d'avoir un système de défense efficace. Heureusement que Mère Nature y a pourvu, mais nous avons malheureusement tous trouvé le moyen de mettre ce système en péril…

En temps normal, les cellules intestinales sont très étroitement interconnectées, empêchant ainsi les envahisseurs étrangers de se frayer un chemin trop facilement à travers elles. Elles sont en quelque sorte imbriquées les unes dans les autres et se serrent les unes contre les autres à la manière de joueurs de rugby. D'une part, les intestins doivent être imperméables ; d'autre part, les nutriments doivent pouvoir être absorbés dans le sang. Ce dernier processus se déroule soit à travers les cellules intestinales, soit entre leurs membranes cellulaires. Manger régulièrement des aliments nuisibles à la santé n'est pas sans conséquence : nos cellules intestinales se rétractent peu à peu et adhèrent moins bien les unes aux autres, créant ainsi un espace entre elles. Leur efficacité s'en trouve diminuée d'autant, de sorte que les éléments nutritifs essentiels sont moins bien assimilés. Qui plus est, notre paroi intestinale étant devenue perméable par suite de l'élargissement des interstices séparant les cellules intestinales, toutes les substances toxiques pénètrent dorénavant directement et sans aucun filtre dans notre système sanguin. Il en résulte que notre système immunitaire est contraint de redoubler d'efforts. Ce phénomène est appelé syndrome de l'intestin perméable. Les sucres et les glucides figurent parmi les principaux responsables des fuites intestinales. Bon nombre d'athlètes d'endurance avec lesquels je travaille souffrent de ce syndrome en raison de leurs habitudes alimentaires. Les jours de course, ils consomment environ 80 à 100 grammes de glucides par heure, souvent pendant quatre ou cinq heures d'affilée. Certes, ils exploitent

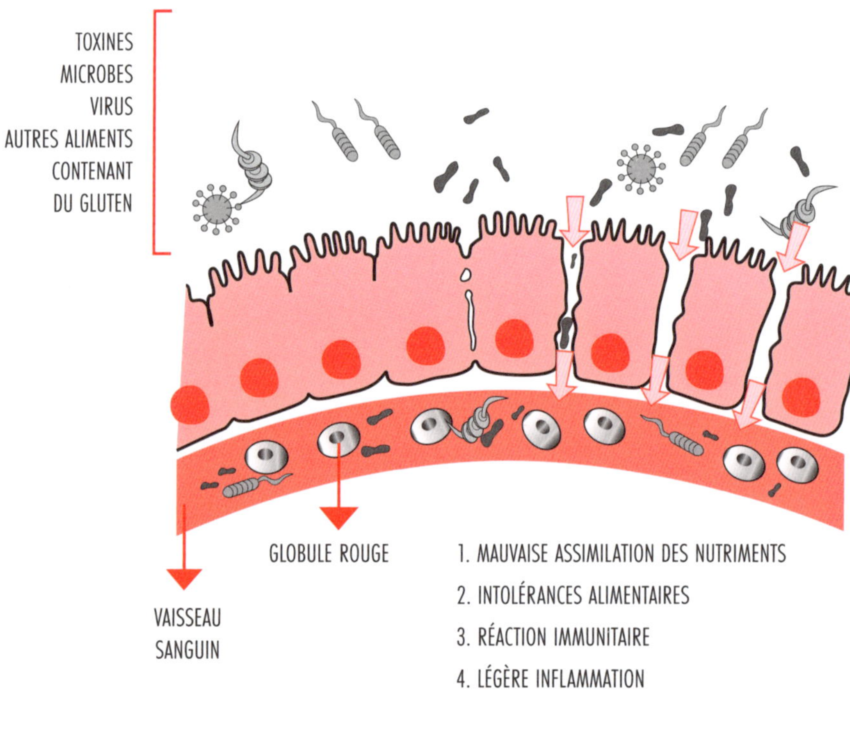

rapidement cette source d'énergie; en revanche, les sucres doivent d'abord passer par leur intestin avant d'être entièrement brûlés. En pareil cas, les fuites intestinales sont pratiquement inévitables. Par chance, nous parvenons à rééduquer leurs intestins en leur proposant suffisamment de nourriture saine entre deux compétitions.

## NE VOUS RENDEZ PAS LA TÂCHE IMPOSSIBLE !

- Il est fortement déconseillé d'aller au restaurant pendant la phase d'élimination. Si vous ne pouvez vraiment pas y échapper, notamment dans le cadre de vos activités professionnelles, commandez des plats aussi végétariens que possible et demandez toujours quels sont les ingrédients qui les composent. Aujourd'hui, la plupart des restaurants proposent des menus sans allergènes.

- Évitez l'alcool, surtout pendant les dix premiers jours. L'alcool a un effet désinhibiteur. Autrement dit, il neutralise en quelque sorte le centre de contrôle du cerveau, diminuant ainsi notre capacité à faire des choix éclairés.

- Assurez-vous de toujours emporter un goûter, comme des fruits secs ou des fruits et légumes, notamment lorsque vous devez voyager ou rester assis dans la voiture pendant des heures. Les restoroutes et les aéroports ne sont pas les meilleurs endroits où casser la croûte de manière saine!

- Évitez d'avoir faim! Le présent régime d'élimination ne met pas l'accent sur la quantité, mais sur la qualité de la nourriture. Mangez jusqu'à ce que vous n'ayez plus faim: cela contribuera à rendre la phase d'élimination moins pénible!

- Lisez bien les étiquettes apposées sur les emballages des produits alimentaires. Je reviens sur ce point un peu plus loin. Je considère en effet qu'il est très important que vous puissiez visualiser et comprendre ce que contiennent vos aliments. Voici un exemple à ce sujet: si un morceau de sucre pèse 4 grammes, vous saurez que le fait de consommer un produit contenant 25 grammes de sucre équivaut à manger six morceaux de sucre l'un après l'autre… Une fois que vous serez en mesure d'interpréter les informations figurant sur les étiquettes des bouteilles de ketchup et des pots de pâte à tartiner au chocolat, vous ne manquerez pas de vous étonner devant les quantités hallucinantes de sucre – cet ennemi invisible! – que nous mettons dans notre corps!

## QUE DIT L'ÉTIQUETTE ?

Une règle d'or s'impose d'emblée : si une information figure en grosses lettres sur un emballage, c'est fatalement un mensonge. Tout comme dans un document juridique, seuls les petits caractères comptent. Les slogans « Riche en oméga-3 » et « Bon pour le cœur » sont conçus par des spécialistes du marketing soucieux de vendre leurs produits. Les spécialistes en nutrition, eux, écrivent en lettres minuscules.

Comment doit-on lire une étiquette ? Nous allons passer ensemble en revue ce qui y figure, point par point. Il pourrait être utile de sortir quelques produits alimentaires de votre placard, histoire d'examiner et de vérifier sans plus tarder les informations que contient leur emballage. C'est par la pratique qu'on apprend le mieux…

Il va sans dire que la marque du fabricant et le nom du produit sont inscrits sur chaque emballage : il importe de savoir avant tout de quoi il est question…

En général, un petit encadré mentionnant les valeurs nutritionnelles apparaît également sur le devant de l'emballage, ainsi qu'un tableau plus détaillé au dos. La liste des ingrédients y figure également. Les fabricants sont par ailleurs tenus par la loi d'indiquer si le produit contient des allergènes, à qui s'adresser en cas de réclamation et quelle est la contenance de l'emballage. Bien entendu, vous y trouverez en outre la date de péremption.

### LA LISTE DES INGRÉDIENTS

La liste des ingrédients nous permet de savoir quels ingrédients ont servi à la fabrication d'un produit. Ils sont classés par ordre décroissant de poids. Sur une boîte de vermicelles en chocolat, par exemple, le sucre – le principal ingrédient ! – est mentionné en premier. Plus loin dans la liste on trouve le dextrose, un autre type de sucre. Je vous en dirai plus sur le sucre plus loin, notamment sur les deux cents noms et plus que porte ce terroriste sournois. Comme vous pouvez le constater, les fabricants savent faire preuve d'une grande créativité en ce qui concerne la liste des ingrédients, allant même jusqu'à renommer certains d'entre eux. De plus, il est difficile de savoir quelle est leur quantité exacte. Sur une boîte de muesli, par exemple, on peut noter que du sirop de glucose, du sucre et du miel de fructose entrent dans la composition de ce produit. Bien que ces trois ingrédients soient « différents », ils sont tous sucrés en réalité. En outre, ce produit renferme de l'huile de tournesol, une huile végétale en apparence, mais très mauvaise pour la santé, car elle engendre des inflammations. J'aurai l'occasion d'y revenir. Par ailleurs, même si l'emballage indique « 4 fruits secs », on ne retrouve ces derniers qu'à mi-chemin dans la liste des ingrédients, ce qui signifie que leur quantité est négligeable…

| ÉTIQUETAGE DES DENRÉES ALIMENTAIRES | | |
|---|---|---|
| | Pour 100 g | Par portion |
| KCAL = énergie | | |
| Macro-nutriments | | |
| Glucides | Sucre : diviser par 4 pour obtenir le nombre de morceaux de sucre | |
| Protéines | 50 - 110 g / jour | |
| Matières grasses / Lipides | Éviter les acides gras trans et saturés | |
| Fibres | 40 g / jour | |
| Sel | Max. 2 g | |
| **Liste des ingrédients (par ordre d'importance)** | | |
| - oligo-éléments : vitamines, minéraux | | |
| - sucre sous toutes ses formes | | |
| - sel | | |
| - agents de conservation, colorants et additifs | | |

## LE TABLEAU DES VALEURS NUTRITIONNELLES

Étant donné qu'il présente les données factuelles, le tableau des valeurs nutritionnelles revêt une importance encore plus grande que la liste des ingrédients.
* Les **éléments nutritifs** sont toujours indiqués pour 100 grammes ou pour 100 ml, ainsi que par portion. Cette dernière information soulève un problème dans la mesure où, dans le cas des chips par exemple, la portion mentionnée sur l'emballage est de beaucoup inférieure à ce qu'un consommateur moyen de chips engloutit en une seule fois.

* La **valeur énergétique** représente l'apport en énergie qu'un aliment fournit à notre organisme, exprimé en calories. Gardez à l'esprit qu'une personne normale et en bonne santé doit consommer environ deux mille calories par jour.

Mais les besoins caloriques varient plus ou moins selon que l'on est très actif ou que l'on est une femme, car le métabolisme de la femme est en moyenne un peu plus lent en raison d'une masse musculaire plus faible. Les muscles sont les principaux consommateurs d'énergie. On trouve cette énergie dans les graisses, les glucides et les protéines. Ce sont les graisses qui nous apportent le plus de calories, soit environ neuf calories par gramme, contre quatre calories par gramme de glucides et quatre calories par gramme de protéines. Un simple calcul vous permettra par conséquent d'évaluer, à partir du tableau qui précède, le nombre de calories que vous absorbez.

Permettez-moi un petit commentaire à ce sujet. On pensait autrefois qu'un simple calcul des apports et des dépenses caloriques suffisait pour déterminer si une personne allait éventuellement maigrir ou grossir. Nous savons désormais que le fonctionnement de notre corps est beaucoup plus complexe et que son rôle est loin de se limiter à un simple exercice d'équilibre. Cet équilibre énergétique a néanmoins son importance, car si nous absorbons en permanence plus de calories que nous n'en dépensons, nous allons automatiquement prendre du poids et accumuler trop d'énergie. Mais l'origine des calories est également déterminante. Pour une même quantité de calories, le chou-fleur apporte à notre corps beaucoup plus de substances nutritives que le sucre ou le chocolat. Il ne s'agit donc pas seulement de savoir quelle « quantité » d'énergie nous absorbons, mais aussi de quelle « source » cette énergie provient. Sans compter que nous avons souvent tendance à sous-estimer le moment de la journée où cet apport énergétique se produit !

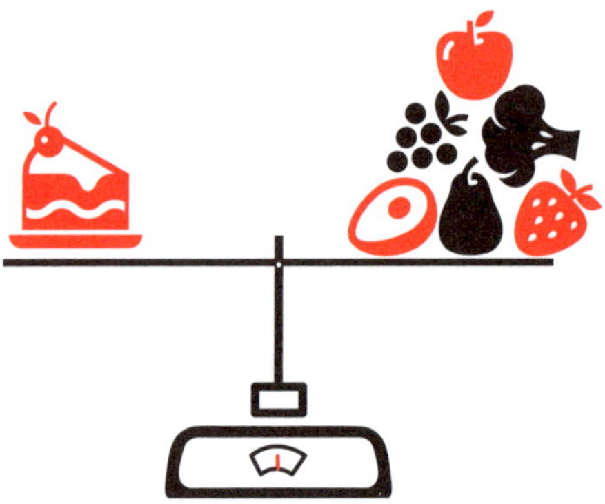

*** Les graisses (ou lipides)**
Ce sont les graisses qui nous fournissent le plus d'énergie. On peut les diviser en trois groupes, à savoir les *bonnes*, les m*auvaises* et les *vilaines*.

Les *bonnes*, ce sont les acides gras insaturés, qui sont liquides à température ambiante. Le prochain chapitre traitera en détail de ces graisses bénéfiques pour la santé.

Les *mauvaises*, ce sont les acides gras saturés, qui se présentent sous une forme solide à température ambiante. Le beurre et le fromage, notamment, mais aussi les biscuits, les produits de grignotage, les graisses lubrifiantes et les graisses de cuisson sont riches en acides gras saturés. Seule l'huile de noix de coco est un cas à part : bien qu'étant un acide gras saturé, elle a les mêmes propriétés que les acides gras insaturés.

Les *vilaines*, ce sont les acides gras trans. Ces graisses, qui ne sont pas présentes dans la nature, sont très nocives, car elles engendrent des réactions inflammatoires. Elles sont fabriquées artificiellement : elles ont été inventées dans les années 1950, lorsque certains médecins ont commencé à établir un lien entre les acides gras saturés et les maladies cardiovasculaires. L'industrie alimentaire a réagi astucieusement en inventant les acides gras trans. Lorsqu'on les observe au microscope, les acides gras trans ont une apparence saine, car, chimiquement parlant, ils sont semblables aux acides gras insaturés. En réalité, ce sont des graisses très malsaines. La margarine en est le plus bel exemple : il s'agit d'un substitut du beurre prétendument sans danger pour la santé sous prétexte qu'elle contient beaucoup moins de graisses saturées… Or, il se trouve que les acides gras trans obstruent les veines et les artères et sont responsables de nombreux problèmes de santé tels que la prise de poids, les inflammations, l'hypercholestérolémie, la maladie d'Alzheimer, les cancers et le diabète.

Les aliments renferment généralement une combinaison d'acides gras saturés et insaturés. Il est important que la composition en acides gras soit constituée d'acides gras insaturés pour les deux tiers de la teneur totale en lipides. Les graisses sont indispensables à notre santé, et ce pour deux raisons. Beaucoup de vitamines (les vitamines A, D, E et K, par exemple) ont besoin de graisse pour se dissoudre. La célèbre vitamine D étant liposoluble, notre organisme n'absorbera pas cette vitamine si notre nourriture ne contient pas de matières grasses. En résumé, chaque cellule de notre corps est constituée d'une mince enveloppe de graisse remplie d'eau. Toutes les membranes cellulaires contiennent donc des lipides. Qui plus est, un apport adéquat en graisses est indispensable au bon fonctionnement de nos cellules ! Je pense surtout aux acides gras essentiels, notamment aux oméga-3 et aux oméga-6, que nous ne pouvons pas produire nous-mêmes. Les oméga-3 aident à combattre les inflammations, tandis que les oméga-6 favorisent leur apparition. Il était autrefois beaucoup plus facile de maintenir un bon équilibre entre les oméga-3 et les oméga-6, leur ratio étant alors d'environ 25 pour 1 dans les aliments de tous les jours. Actuellement, ce ratio est d'environ 1 pour 1 dans le cadre d'un régime alimentaire standard... Il va sans dire que la santé des cellules de notre corps va en se détériorant et que nous risquons davantage de contracter des maladies ou de souffrir d'autres affections.

On peut constater sur une boîte de vermicelles en chocolat que les graisses sont saturées dans une proportion de 9 grammes sur 16. Le ratio des deux tiers n'est plus du tout respecté dans ce cas-ci. Ce qui est parfaitement compréhensible lorsqu'il s'agit de vermicelles en chocolat, me direz-vous. Effectivement. Mais j'aimerais attirer votre attention sur le fait que même les aliments dits sains contiennent parfois une quantité suspecte d'acides gras saturés. Par conséquent, avant d'acheter un produit, examinez toujours attentivement l'étiquette de son emballage.

*** Les glucides**

Les glucides constituent notre principale source d'énergie, à raison de quatre calories par gramme. Vous songez sans doute principalement aux pâtes alimentaires, aux pommes de terre et au pain, mais il existe aussi d'autres sources de glucides, comme les légumes et les fruits par exemple. Nous avons besoin de ces bons sucres pour vivre. Pardon, Docteur, vous avez bien dit « sucres » ? En effet, les glucides sont des sucres. Bien entendu, ici aussi il convient de faire la distinction entre les sucres lents intrinsèques et les sucres rapides libres, ces derniers étant les plus mauvais pour la santé. Une orange, par exemple, contient beaucoup de sucre. Si vous vous limitez à en boire le jus, vous ne consommerez que des sucres rapides. Si, par contre, vous mangez une orange avec sa pulpe, ce sucre sera associé à des fibres, de telle sorte que le taux de sucre dans votre sang n'augmentera pas trop brusquement. Le sucre se décomposant en même temps que les fibres, il sera donc libéré plus lentement. Les fibres elles-mêmes contribuent également à protéger notre flore intestinale. Si vous tenez malgré tout à boire du jus d'orange fraîchement pressé, limitez-vous à une ou deux oranges, diluez le jus obtenu avec un peu d'eau et, surtout, récupérez la pulpe de votre presse-agrumes et mettez-la dans votre verre !

Voici un petit truc qui vous ouvrira les yeux sur la quantité de sucres libres présents dans les produits alimentaires. On peut lire sur une boîte de vermicelles en chocolat que 68 grammes de glucides pour 100 grammes de produit contiennent 65 grammes de sucres libres. Il n'y a pratiquement pas de sucres lents là-dedans. Sachant qu'un morceau de sucre pèse 4 grammes, on peut en conclure qu'il y a 16,25 morceaux de sucre dans 100 grammes de vermicelles en chocolat ! Supposons que vous saupoudrez 20 grammes de vermicelles en chocolat sur une tranche de pain, vous consommez au total 3 sucres par tartine... Faites ce simple calcul pour tous les autres aliments que vous mangez, comme le ketchup, le yaourt, et même pour certains produits que vous pensez être sains ou faiblement sucrés.

* **Les protéines**

Les lipides sont indispensables à l'absorption des vitamines et à la survie de nos cellules, les glucides nous fournissent l'énergie dont nous avons besoin et les protéines nous servent d'éléments constitutifs. Environ dix pour cent de nos besoins énergétiques devraient provenir des protéines, qui sont un élément essentiel de notre alimentation. Les protéines participent à la régénération de nos tissus et à la formation de notre masse musculaire. Les protéines sont aussi essentielles à la production des hormones et des enzymes.

Nous les trouvons à la fois dans les denrées animales comme la viande, le poisson, les œufs et les produits laitiers, et dans les matières végétales comme les céréales, les légumineuses, les haricots, les fruits à coque, les légumes et les pommes de terre.

**Les besoins nutritionnels quotidiens**

Les apports journaliers de référence correspondent à une valeur moyenne. Ils indiquent la quantité de lipides, de sucres, etc. contenus dans nos aliments et représentent la quantité de nutriments dont un individu moyen a besoin chaque jour. Mais il s'agit là d'une simple généralisation, ce qui est loin d'être idéal, car, en fonction de votre sexe, de votre âge, de votre type d'activité, il est possible que vos besoins soient très différents de ce qui est mentionné sur les emballages. Apprenez à vous familiariser avec les étiquettes, de manière à pouvoir décider par vous-même quels sont vos besoins réels.

* **Allégations mensongères en matière de santé ou de nutrition**

Comme je l'ai déjà souligné, certains emballages mentionnent en gros caractères à quel point le produit qu'ils renferment est bon pour la santé :

« Contient moins de matières grasses », « Riche en fibres », « Bon pour le cœur ». Derrière chaque produit on trouve une stratégie de marketing bien huilée, qui vise à vendre ledit produit. Ne croyez pas un mot de tout cela. Laissez-moi illustrer mon propos à l'aide d'un exemple.

Les aliments allégés contiennent effectivement moins de matières grasses, mais leur teneur en calories est pratiquement inchangée. Les calories qui sont normalement fournies par les lipides sont désormais contenues dans une plus grande quantité de glucides. Comparez la mayonnaise classique à la mayonnaise allégée. La mayonnaise traditionnelle ne contient pas de glucides ni de protéines ; elle est composée uniquement de matières grasses. L'étiquette de la version allégée indique bel et bien une teneur réduite en matières grasses, mais le taux de sucre a été multiplié par sept, passant de 0,2 à 1,5 gramme ! Il s'agit d'un exemple classique d'information trompeuse qui laisse supposer qu'un produit est meilleur pour la santé.

— CHAPITRE 4 —

# C'EST PARTI !

**HEUREUX SONT CEUX QUI OSENT FRANCHIR LE PREMIER PAS.**

– PAULO COELHO –

Afin de faire un bon usage de la Liste et de mener à bien le programme proposé, il est très important de bien planifier dès le début. Je l'ai déjà mentionné précédemment, mais je ne le répéterai jamais assez: tout est dans la préparation! Veillez à ce qu'il n'y ait pas en cours de route de mauvaises surprises susceptibles de vous faire perdre de vue votre objectif… Meilleure sera votre préparation et mieux vous saurez à quoi vous attendre, meilleures seront les chances que tout aille bien. En sachant dans quoi vous vous engagez et comment vous allez vous y prendre, vous maximiserez vos chances de succès. Ce chapitre renferme quelques conseils qui vous aideront en ce sens.

## CHOISISSEZ DE COMMENCER À UNE DATE DÉTERMINÉE

Pour la plupart des gens, le dimanche représente la journée idéale pour entamer ce programme. Ainsi, ils ont tout le samedi pour faire leurs courses et ils disposent ensuite de suffisamment de temps pour cuisiner et préparer la semaine qui vient. Il est en outre préférable de mettre en route ce programme nutritionnel au cours d'une période où le nombre de fêtes est réduit. Histoire d'éviter les tentations, si vous voyez ce que je veux dire…

Comptez environ une semaine de préparation avant d'entreprendre la phase d'élimination. Au cours de cette semaine, vous pourrez parcourir ce livre attentivement, examiner la Liste en détail, informer vos amis et votre famille de vos intentions, réaménager votre cuisine et commencer à vous préparer physiquement et mentalement.

## RENONCEZ AU CAFÉ

Je vous conseille vivement de réduire votre consommation de café dans la semaine précédant le début effectif de ce programme. Pourquoi est-ce que je mentionne ce point maintenant? La caféine est un stimulant artificiel. Elle provoque un pic d'adrénaline qui stimule notre organisme, ce qui peut être avantageux pendant quelques heures. Mais lorsque le taux d'adrénaline dans le sang chute à nouveau, il s'ensuit une baisse de régime un peu plus tard. On se met donc en quête d'une nouvelle source d'énergie, tantôt en augmentant la dose de caféine, tantôt en consommant des sucres nocifs, pour pouvoir continuer à fonctionner. On finit ainsi par avoir beaucoup trop de caféine dans le corps ou par connaître des variations abruptes de la glycémie. Trop de caféine perturbe donc notre rythme normal. Une tasse de café contient environ 80 mg de caféine. La demi-vie de la caféine étant de cinq heures, il nous restera 120 mg de caféine dans le sang cinq heures plus tard si nous en buvons trois tasses le matin. Encore cinq heures plus tard – à la tombée de la nuit – il en restera

60 mg dans notre organisme ! Or, nous n'avons pas besoin de cette énergie pour dormir ; elle peut même avoir un effet pervers en nous tenant éveillés toute la nuit.

La caféine engendrerait également une poussée de cortisol et augmenterait ainsi le stress. Il faut savoir que le cortisol est l'hormone du stress. Lorsque le taux de cortisol augmente, notre organisme se met aussitôt en mode de lutte ou de fuite.

Je vous recommande de réduire lentement mais régulièrement la caféine durant le programme d'alimentation, et non pas d'arrêter brusquement d'en boire. Si vous êtes un gros buveur de café, il peut suffire de réduire votre consommation, sinon vous risquez de présenter des symptômes de sevrage, tels que maux de tête ou troubles du sommeil. Il existe des solutions de rechange, comme le thé vert par exemple, qui contient peu de caféine et possède de nombreux effets antioxydants et d'autres avantages pour la santé. Mais surtout, buvez beaucoup d'eau. Tout le monde connaît la règle des huit verres. Pour ma part, je trouve que la couleur de l'urine est un bon indicateur : on n'est vraiment bien hydraté que lorsque la couleur de notre urine est claire.

## BANNISSEZ LE SUCRE DE VOTRE ALIMENTATION !

Il serait également souhaitable de préparer votre organisme à se désintoxiquer du sucre. Car c'est ce que nous allons faire : tout ce qui contient des sucres raffinés et ajoutés sera éliminé autant que possible ! Si nous cessons brusquement de consommer du sucre, il peut en résulter une réaction de panique dans notre corps. Je compare volontiers la dépendance au sucre à la dépendance à la cocaïne ou à l'héroïne. Si vous supprimez brusquement le sucre de votre alimentation, vous risquez d'avoir une fringale imprévue. Une quoi ? Lorsqu'on éprouve une envie irrépressible de se procurer un aliment et qu'on ressent une pulsion visant à satisfaire cette rage sous peine de se sentir très mal, on parle de fringale. Mais comment est-il possible de renoncer au sucre : en en diminuant également la consommation ?

Pas vraiment. Je vous laisse beaucoup moins de choix que pour la caféine. La seule option envisageable est d'arrêter complètement. Bref, c'est le sevrage brutal ! Tout excès de sucre détruit notre corps. Observez votre tasse de café vide dans laquelle se trouve une masse résiduelle collante et caramélisée. Il se produit la même chose dans vos vaisseaux sanguins et vos tissus : votre sang se met à caraméliser. Les petits vaisseaux sanguins sont les premiers à dépérir. C'est la raison pour laquelle de nombreuses personnes atteintes de diabète deviennent aveugles : les vaisseaux sanguins de leurs yeux et de leur rétine finissent par s'obstruer. Soyez sans pitié, surmontez cette envie irrépressible – mais temporaire – et bannissez définitivement le sucre de votre corps et de votre vie ! Mais avant de renoncer complètement au sucre, dressez d'abord un inventaire de la quantité de sucre que vous consommez chaque jour. Vous savez maintenant comment effectuer ce calcul. Une fois que vous aurez compris la gravité du problème, vous verrez que le sucre est vraiment présent dans tous nos aliments.

## L'INSULINE

Mais avant de vous expliquer pourquoi je suis si sévère avec le sucre, je voudrais d'abord vous entretenir sur la différence qui existe entre les sucres rapides et les sucres lents. Les sucres naturels des fruits et des légumes riches en fibres provoquent une augmentation très progressive du taux de sucre dans le sang. Les sucres contenus dans les boissons gazeuses, les friandises, les pâtisseries et les aliments transformés, eux, entrent rapidement dans la circulation sanguine. On observe alors un « pic de sucre » (ou pic d'insuline), car ces sucres rapides sont acheminés dans le sang directement, rapidement et sans véritable transition. Sous le choc, notre organisme se met instantanément à produire de l'insuline. En effet, notre corps étant toujours à la recherche d'un équilibre, il tente de maintenir le taux de sucre dans le sang aussi constant que possible. En raison de

### LE SUCRE ET L'INSULINE

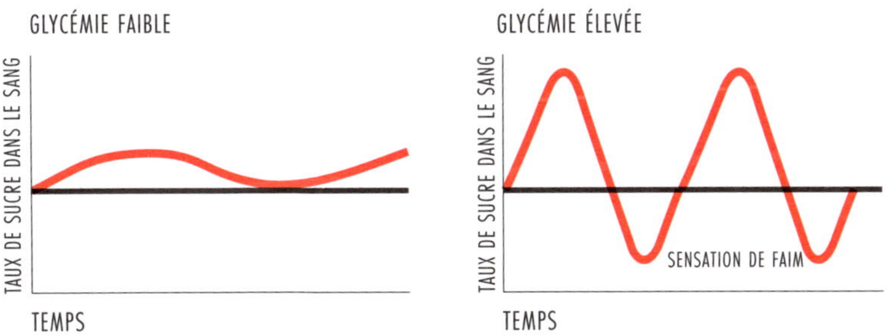


| | |
|---|---|
| **ÉNERGIE DISPONIBLE LENTEMENT** ▼ | **ÉNERGIE RAPIDEMENT DISPONIBLE** ▼ |
| **IMPRESSION D'ÊTRE EN MEILLEURE FORME** | **IMPRESSION DE TOUJOURS AVOIR FAIM** |
| **BESOIN DE MANGER MOINS FRÉQUENT** | **BESOIN DE MANGER DAVANTAGE** |

la poussée d'insuline qui en résulte, la concentration de sucre dans notre sang chute à nouveau; malheureusement, après un certain temps, le taux de sucre dans notre sang chute lui-même sous son niveau initial. Il s'ensuit que nous avons de nouveau faim et de nouveau envie de sucré. Par conséquent, le taux de sucre va continuer à fluctuer toute la journée et nous serons amenés à manger davantage, sans pour autant retrouver notre tonus.

En revanche, si, au moment où la faim se fait sentir, nous absorbons un sucre lent – dont le niveau augmente moins rapidement dans le sang –, alors l'insuline produite par notre corps sera sécrétée avec plus de régularité et notre taux de sucre dans le sang restera beaucoup plus stable. Non seulement nous mangerons moins pendant la journée, mais nous nous sentirons en meilleure forme.

J'aime bien comparer ce phénomène au jeu des gendarmes et des voleurs: l'insuline représente les policiers, le sang la rue et le sucre les bandits. Si le nombre de truands présents dans la rue est élevé, les flics interviennent massivement pour les en déloger. Mais lorsque les malfaiteurs sont peu nombreux, les effectifs de la police sont eux aussi réduits.

En plus de réguler le taux de sucre dans le sang, l'insuline joue un autre rôle important: elle signale au foie qu'il doit convertir l'énergie excédentaire provenant du sucre en réserves de graisse, et ce en prévision d'une éventuelle « famine hivernale ». Sauf que cette famine ne survient pas dans la mesure où nous ne connaissons plus de pénurie alimentaire comme autrefois. En conséquence, si nous mangeons le soir des pâtes alimentaires riches en sucres simples et rapides, nous provoquerons un énorme pic de sucre juste avant d'aller au lit. Notre taux d'insuline restera élevé toute la nuit sans qu'il y ait pour nous nécessité de dépenser cette énergie, car nous sommes généralement moins actifs en soirée. Notre corps a donc le temps, pendant notre sommeil, de transformer l'énergie excédentaire en graisses...

L'insuline est de ce fait en grande partie responsable de la production de graisses. Si notre organisme doit gérer des pics fréquents d'insuline tout au long de sa vie, le pancréas et le système pancréatique s'épuiseront avec le temps. Les réactions à l'insuline seront moindres, ce qui risque de favoriser l'apparition du diabète. L'un des principaux facteurs à l'origine de la hausse de l'obésité est le fait de manger tard le soir. Il est par conséquent judicieux d'instaurer un couvre-feu et de le respecter!

## LE SUCRE ET SES DIFFÉRENTES APPELLATIONS

| | | |
|---|---|---|
| Caramel | Sirop de betterave | Sucre de betterave |
| Cassonade | Sirop de canne à sucre | Sucre de canne |
| Concentré de jus | Sirop de caroube | Sucre de canne brut |
| Dextrose | Sirop de dattes | Sucre de fleurs de cocotier |
| Fructose | Sirop de fructose | Sucre de fruits |
| Galactose | Sirop de froment | Sucre de la Barbade |
| Glucose | Sirop de glucose | Sucre de maïs |
| Lactose | Sirop de glucose-fructose | Sucre de malt |
| Malt | Sirop de maïs | Sucre de palme |
| Maltodextrine | Sirop de maïs à haute teneur en fructose (SMHTF) | Sucre de raisin |
| Maltose | Sirop de malt | Sucre de riz |
| Mélasse | Sirop de mélasse | Sucre Demerara |
| Miel | Sirop de riz | Sucre du lait |
| Nectar d'agave | Sucanat (sucre de canne complet) | Sucre en poudre |
| Panela | Sucre bâtard | Sucre gélifié |
| Saccharose | Sucre brun | Sucre inverti |
| Sirop d'agave | Sucre candi | Sucre perlé |
| Sirop d'amidon | Sucre cristallisé | Sucre roux |
| Sirop d'épeautre | | Sucrose |
| Sirop d'érable | | Vergeoise |

Si votre envie de sucre est vraiment irrépressible, mieux vaut pour vous de chercher votre salut dans une source d'énergie naturelle, comme un bol de myrtilles. Celles-ci ont un bon goût sucré et les sucres qu'elles contiennent sont associés à des fibres. Comme vous avez pu le lire dans le chapitre précédent, il s'agit de bons sucres ! Certains fruits à coque ont également un goût plutôt sucré et procurent rapidement une sensation de satiété en raison de leur teneur élevée en graisses bonnes pour la santé. Faites cependant attention à la quantité de fruits secs que vous ingérez, car ils contiennent tout de même beaucoup de calories. Il est essentiel que vous retrouviez le goût du sucre naturel. Les sucres raffinés ne sont pas naturels et nous nous leurrons en en devenant dépendants sans qu'ils nous rassasient pour autant. Le sentiment de satiété est un processus hormonal qui se produit dans l'organisme ; il faut environ vingt minutes avant que notre cerveau se rende compte que notre estomac est plein. Il est donc judicieux d'arrêter de manger à temps et d'attendre vingt minutes, car cela nous permet de nous sentir bien, que nous soyons rassasiés ou non.

### LES SOURCES CLANDESTINES DE SUCRE

Malheureusement, la société dans laquelle nous vivons ne nous aide pas vraiment à apprécier les dangers que représentent les sucres ; en réalité, l'industrie alimentaire s'efforce de nous les enfoncer dans la gorge… comme s'il s'agissait de gaver des oies ! Pour ce faire, elle a même trouvé un moyen pour dissimuler encore plus de sucre dans les aliments : le sirop de fructose, une véritable source de sucre dont le volume est très faible mais qui est pratiquement deux fois plus sucrée que le sucre ordinaire. Il s'agit d'un sucre super raffiné et très concentré, également connu sous le nom de sirop de maïs à haute teneur en fructose (SMHTF). Il suffit de regarder l'emballage des denrées alimentaires pour les reconnaître. Et même là, il convient d'être prudent ! Ce n'est pas parce qu'il ne figure pas sur l'étiquette qu'il n'est pas présent à l'intérieur de l'emballage. En effet, plus de deux cents appellations différentes servent à désigner le sucre. L'industrie alimentaire a entrepris de produire du sucre dans les années 1950 et elle est en grande partie responsable de la recrudescence de l'obésité. Le SMHTF est peu coûteux, il est très facile à produire, il donne rapidement un goût agréable aux aliments et il entraîne une forte dépendance, si bien que les produits des fabricants continuent de se vendre. Comment expliquer que l'on puisse mettre autant de sucre dans 15 grammes de chocolat ? La réponse se trouve dans les SMHTF !

**Dois-je éliminer tous les sucres de mon alimentation ?**

Pas du tout ! Je ne suis pas en train de proscrire tous les sucres. Vous pouvez continuer à manger des fruits, par exemple. Je vous demande simplement de supprimer tous les sucres raffinés de votre alimentation, si bien que vous ne trouverez pas d'alcool dans la Liste. Ce dernier génère beaucoup de calories superflues et empêche une partie de notre cerveau de fonctionner normalement, ce qui nous incite à faire des choix moins judicieux et à manger plus que nécessaire.

## TOUT EST DANS LA TÊTE

J'ai longuement abordé ce point dans l'introduction : sachez dans quoi vous vous engagez et pourquoi vous le faites. Si ce premier chapitre parvient à vous procurer une plus grande tranquillité d'esprit, vous tiendrez plus facilement le coup. Car pour mieux résister au sabotage mental, notre esprit se doit de rester calme et serein. Mais qui fait du sabotage mental ? Honnêtement, c'est nous qui représentons le plus grand danger à cet égard ! En effet, notre cerveau est passé maître dans l'art de nous paralyser mentalement. Permettez-moi de vous donner quelques exemples de la manière dont vous pourriez ruiner vos efforts. Au début, les remarques des autres vont vous agacer ; avec le temps, vous les reprendrez à votre compte et vous commencerez à vous les répéter.

« Allez, un peu de gâteau ne te fera pas de mal, tu l'as bien mérité ! » Vous voyez-vous en train de prononcer ces paroles ? Ou entendez-vous la voix de quelqu'un en train de proposer du gâteau à une autre personne ? Gardez votre calme et répondez simplement : « Pas aujourd'hui, merci. » Tirez une grande fierté du fait que vous avez su résister ! « Tu ne vas rien manger du tout, alors ? » Ou encore : « Bientôt, tu ne pourras plus tenir debout ! » Sans oublier cette petite phrase assassine : « Tu es beaucoup trop maigre ! » Les autres cherchent parfois à nous faire sentir coupables pour la bonne raison que nous accomplissons ce qu'eux-mêmes rêvent secrètement de faire. Prenez le parti d'en rire ou expliquez une fois de plus que vous ne suivez pas une cure d'amaigrissement. Insistez sur le fait que vous n'avez pas l'impression de vous priver de certaines choses, mais que vous avez adopté de nouvelles habitudes alimentaires.

J'espère que ce programme nutritionnel vous permettra d'apprendre à faire la différence entre la faim et l'envie. Nous ignorons ce qu'est réellement la faim. Très souvent, ce n'est pas tant la faim que l'envie qui nous pousse à grignoter. Or, on peut surmonter cette dernière en buvant un verre d'eau, en faisant une promenade ou en entreprenant une autre activité. Vous verrez que vos tentations vont aller peu à peu en s'atténuant ; ce sera le signe que la reprogrammation fait son œuvre ! Le changement est assez rapide, et vous en ressentirez rapidement les effets bénéfiques.

Je vous suggère également de retourner au « POURQUOI ? » affiché sur votre placard ! Persévérez dans la voie que vous avez choisie. Lorsque vous vous entendrez dire que vous méritez pleinement un morceau de chocolat, repensez-y un instant. Si vous avez fait tout ce chemin jusqu'ici, c'est que vous avez toujours la motivation nécessaire pour continuer ! Votre détermination étant le résultat de vos efforts, éprouvez-en de la fierté ! Si vous sentez de la résistance de la part de votre entourage, continuez à vous affirmer tout en restant calme. Faites savoir à vos proches que vous vous sentez bien ; peut-être même pourriez-vous les inviter à suivre le même régime que vous… Et pour terminer… Ne vous inquiétez pas de ne plus jamais pouvoir manger de bons petits plats à cause de la Liste. Si vous utilisez des huiles de qualité et différents assaisonnements, vous vous en tirerez très bien !

## SONGEZ À RÉORGANISER VOTRE CUISINE

J'estime qu'il est très important de faire de votre cuisine un lieu qui vous incite à adopter de bonnes habitudes de vie. Un placard rempli de toutes sortes de tentations et où règnent le chaos et la confusion est inacceptable. Maintenant que vous savez lire les étiquettes des produits alimentaires, il vous suffit de vous débarrasser de tout ce qui n'est pas bon pour la santé. Je ne souhaite évidemment pas encourager le gaspillage de nourriture ; par conséquent, si vous comptez vous défaire de tous les produits contenus dans votre armoire à provisions, distribuez-les si nécessaire, tout en sachant que vous allez encombrer inutilement la personne qui en bénéficiera.

Si vous souhaitez avoir de quoi offrir à vos futurs invités, changez la disposition de vos placards. Faites en sorte que les aliments les plus nocifs soient les moins accessibles, de manière à ce que vous ayez éventuellement besoin d'un escabeau pour les atteindre. Faites-en autant à l'intérieur de votre réfrigérateur. Cachez les aliments les plus malsains à l'arrière et placez les fruits et légumes bien en vue !

Pour vous faciliter la tâche, je vous fournirai une liste d'ingrédients à acheter : vous en aurez besoin pour préparer les recettes qui se trouvent à la fin du livre.

## CUISINEZ UNE FOIS, MANGEZ DEUX FOIS

- Planifiez vos repas. Adaptez vos repas et votre emploi du temps à votre horaire de travail. Si vous devez partir tôt le matin ou rentrer tard le soir, évitez de concocter des plats compliqués et longs à préparer. Mieux vous planifierez vos repas, mieux vous serez à l'abri des surprises et mieux vous serez en mesure de faire face aux imprévus.

- Si vous consacrez du temps et des énergies à la préparation d'un plat nourrissant, faites-en pour deux ou trois repas et congelez-en le plus possible. Gardez des petits restes que vous pourrez emporter en guise de collation. Veillez à ce que vos repas se conservent au frais et dans de bonnes conditions. Faites confiance à votre intuition ! Si un mets ne vous semble pas normal, dégage une drôle d'odeur ou est couvert de taches bizarres, jetez-le.

- Prenez trois repas par jour et veillez à ce qu'ils soient suffisamment variés. Pendant que vous mangez, restez dans l'instant présent : ne vous hâtez surtout pas d'engloutir votre repas en quatrième vitesse. Un repas devrait toujours être consommé consciemment, à une table bien mise et non pas à votre bureau ou en vous baladant. Lorsque nous mangeons, nous nourrissons notre corps ; il est donc important de prendre le temps nécessaire à cette activité. Il faut éviter par ailleurs de prendre son repas le plus copieux le soir, car nous n'utilisons en général plus autant d'énergie en soirée. Prenez la peine de relire ce qu'il advient de ce surplus. Vous ne vous en souvenez déjà plus ? Ça commence par « obé- » et ça se termine par « sité »...

- Écoutez votre corps. Il vous le fera savoir lorsque vous aurez mangé suffisamment. Si vous vous entraînez un peu, vous saurez bientôt quand vous arrêter. Respectez la règle des vingt minutes déjà évoquée.

- Si vous en ressentez le besoin, vous pouvez manger toutes les deux ou trois heures afin de maintenir votre glycémie à un niveau adéquat. Prévoyez toujours un en-cas, comme un fruit ou une poignée de fruits secs. Vous trouverez quelques recettes de smoothies à la fin de ce livre. Vous pouvez les préparer pour le petit-déjeuner, mais vous pouvez aussi les emporter avec vous pour le goûter. J'ajoute toujours un peu de protéines en poudre dans mes smoothies afin de donner à mon corps tous les éléments nutritifs dont il a besoin, à savoir : du liquide pour l'hydrater, des fruits comme source de fibres et de glucides, ainsi que des protéines comme constituants de base. Je ne recommande évidemment pas de remplacer tous les jours les repas par des smoothies, mais ceux-ci peuvent constituer un complément très utile pour les personnes qui mènent une vie active ou irrégulière !

- Il n'y a rien de mal aux légumes surgelés ! Pour qu'ils ne perdent pas leurs vitamines, ils sont congelés assez rapidement après la récolte. Veillez à ce que votre congélateur en regorge, afin d'avoir toujours des légumes sous la main. Si on laisse des légumes frais trop longtemps au réfrigérateur, certaines toxines s'en dégagent et ils perdent alors une trop grande partie de leurs substances nutritives.

- Utilisez des épices et des herbes aromatiques. Il est possible de les combiner à l'infini, elles regorgent de saveurs et de couleurs et sont excellentes pour la santé ! Aménagez un jardin dans lequel pousseront vos herbes préférées ou procurez-vous un assortiment de plantes déshydratées.

- Optez pour des aliments biologiques et naturels. Il va sans dire que je ne veux pas et ne peux pas vous obliger à le faire, car ces denrées coûtent souvent plus cher. Mais les produits biologiques contiennent davantage de nutriments et d'antioxydants que leurs homologues non biologiques. Plus c'est naturel, mieux c'est! Ils vous aideront également à réduire votre consommation d'additifs artificiels, d'hormones et d'antibiotiques.

## JE BRÛLE D'IMPATIENCE, DOCTEUR, PUIS-JE COMMENCER DÈS À PRÉSENT ?

Avant de vous lancer, permettez-moi de vous expliquer ce qui se produit dans notre organisme lorsque nous suivons un régime d'élimination. Il n'est pas nécessaire de lire le chapitre suivant pour commencer, mais les personnes en quête de données scientifiques additionnelles y trouveront des explications plus détaillées sur les raisons d'entreprendre une telle démarche.

— CHAPITRE 5 —

# QUE SE PASSE-T-IL DANS NOTRE ESTOMAC ?

UN PEU DE SCIENCE.
UN PEU DE MAGIE.
UN PEU DE BOUILLON
DE POULET.

— DIANE DUANE —

Permettez-moi de vous dire dès le départ qu'il n'existe pas de garantie « satisfait ou remboursé » en matière de prestations médicales, car il est malheureusement impossible d'assortir ces dernières d'une garantie de résultat. Néanmoins, je veux bien le faire ici, mais dans une certaine limite. L'objectif de la Liste est de vous faire prendre conscience, par l'intermédiaire du programme de nutrition proposé, du rôle de l'alimentation sur la santé, et ce même si la médecine moderne n'en voit pas toujours la pertinence. Qui n'a pas déjà entendu des chercheurs se disputer, que ce soit à la radio ou à la télévision ? Ces altercations donnent parfois lieu à d'admirables débats, mais j'en éprouve aussi le sentiment désagréable que, dans leur vision manichéenne des choses, tout est noir ou blanc pour les différents interlocuteurs. Or, la vérité se situe toujours quelque part à mi-chemin entre deux positions extrêmes. J'insiste d'ailleurs sur le fait que la réflexion que nous allons entreprendre ici concernant nos habitudes alimentaires et les changements qu'il convient d'y apporter repose sur des bases scientifiques solides.

## LE MEILLEUR DES DEUX MONDES

À titre de médecin œuvrant au sein d'une équipe sportive, j'ai dû me rendre à l'évidence que la formation que j'avais reçue ne me permettait pas de répondre de façon adéquate aux besoins d'athlètes de haut niveau. Bien qu'étant bardé de diplômes et disposant d'un arsenal de directives sur la manière de soigner les maladies, je n'étais souvent pas en mesure d'apporter des réponses précises aux questions des sportifs. J'eus beau chercher une solution du côté des médecines alternatives, celles-ci ne m'ont pas davantage été d'un grand secours, et c'est pourquoi j'ai entrepris de combiner les deux disciplines. Il en est résulté une médecine complémentaire unique en son genre, vu que – comme je l'ai mentionné plus haut – la vérité se situe en général quelque part entre deux positions extrêmes. Je refuse obstinément d'adhérer à un camp, car, d'après mon expérience, il est difficile d'appliquer une méthode sans recourir conjointement à l'autre. Qu'on le veuille ou non, la médecine est à la fois un art et une science !

En quoi le programme nutritionnel proposé dans ces pages constitue-t-il un excellent moyen de procéder à la « remise à niveau » de notre organisme ? Sans entrer pour autant dans des considérations trop scientifiques ou trop abracadabrantes, ce chapitre vous dévoilera quels sont les mécanismes fondamentaux à l'œuvre dans le corps humain. Vous arriverez ainsi à mieux comprendre les bases scientifiques sur lesquelles repose la présente approche. Peut-être serez-vous amené à penser que tout cela relève parfois de la sorcellerie, mais je vais tenter de vous expliquer au mieux de quoi il retourne.

1. Dans un premier temps, vous allez enfin découvrir ce qui vous empêche de jouir d'une bonne santé. Nous allons traquer et identifier les déclencheurs alimentaires à l'origine d'éventuelles allergies, intolérances et autres réactions indésirables. Je vais commencer par vous expliquer quelle est la différence entre ces trois symptômes. Une analyse sanguine pourrait vous apporter des informations complémentaires fort utiles à ce sujet, mais ce n'est pas toujours indispensable ; ces tests peuvent même se révéler assez coûteux, sans qu'une telle dépense ne soit réellement justifiée.

2. Nous allons ensuite éliminer les inflammations dont votre corps pourrait souffrir. Les réactions inflammatoires chroniques, même si elles semblent bénignes, constituent le plus grand dénominateur commun d'un large éventail de problèmes de santé. Pour vous en convaincre, jetez un coup d'œil à l'illustration qui se trouve page 77.

3. Nous allons remettre de l'ordre dans votre microflore intestinale. Tous les micro-organismes, champignons, bactéries et virus qui constituent votre écosystème intestinal vont retrouver leur état d'équilibre naturel.

4. Pour que vos intestins fonctionnent de façon optimale, nous allons y introduire les micronutriments et phytonutriments appropriés. En effet, nous allons littéralement « nourrir » votre organisme plutôt que de simplement « mettre de la nourriture dans votre corps ». Je vous ai expliqué précédemment que les cellules intestinales s'écartent les unes des autres lorsque nous consommons des aliments impropres à la santé, avec comme conséquence que des substances nocives pénètrent directement dans notre système sanguin et rendent notre système immunitaire hyperactif. Nous allons mettre un terme à ce processus extrêmement toxique.

## LES DÉCLENCHEURS ALIMENTAIRES

Avant de parler des déclencheurs alimentaires, je dois d'abord vous expliquer comment fonctionne notre système immunitaire et en quoi consistent les immunoglobulines. Les globules blancs constituent les petits soldats de notre système immunitaire. Ils disposent d'une arme secrète comparable à des antennes réceptrices que l'on appelle immunoglobines (ou anticorps). Elles servent à détecter et à neutraliser les agents pathogènes présents dans le sang. Une immunoglobuline se présente sous la forme d'un bâtonnet qui ressemble à un Y et qui se trouve le plus souvent fixé à la surface d'un globule blanc, mais il arrive que certains anticorps circulent librement dans le sang, où ils jouent le rôle d'« éclaireurs ».

Lorsque des antigènes ou des allergènes alimentaires pénètrent à l'intérieur d'une des antennes en forme d'Y, ils provoquent une réaction de la part de la cellule. Soit le nutriment en question est sans danger et il peut poursuivre sa route, soit il est nocif et la cellule le détruit, soit l'organisme tente d'élaborer une autre stratégie pour le combattre. Dans ce dernier cas, le corps déclenche une réponse immunitaire. Autrement dit, le système immunitaire entre en action, parfois même à différents endroits. C'est ainsi que des antigènes contenus dans notre alimentation peuvent être à l'origine d'une attaque contre nos articulations ou notre glande thyroïde.

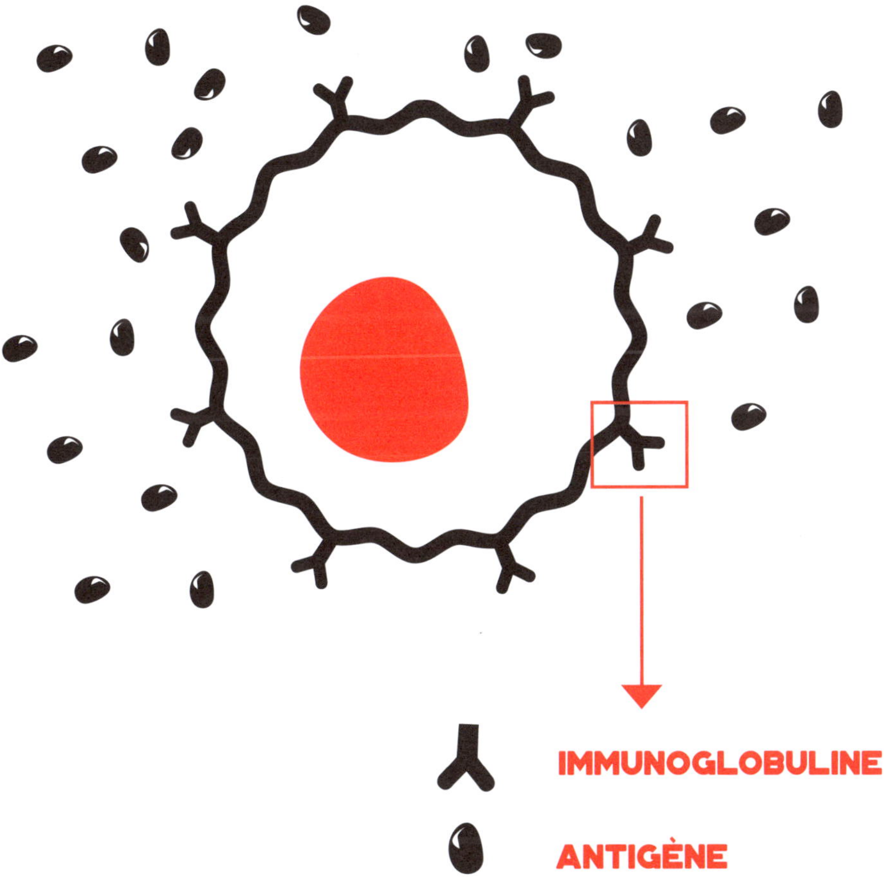

Il existe cinq classes d'immunoglobulines (Ig), que l'on distingue en leur attribuant une lettre complémentaire, à savoir les IgA, IgG, IgE, IgD et IgM. En ce qui a trait à l'alimentation, les plus importantes sont les immunoglobulines de type G, E et A. Les aliments que nous ingurgitons sont susceptibles soit d'être interceptés par les antennes des immunoglobulines, soit de pénétrer directement dans les intestins. Lorsque les antennes réceptrices sont activées, la réaction immunitaire qui se produit alors a le potentiel d'incommoder une partie ou une autre de notre corps. Ainsi, il n'est pas impossible qu'une personne allergique au gluten souffre de douleurs articulaires, musculaires ou autres. Les troubles et les symptômes qui en résultent dépendent de la manière dont notre organisme réagit.

## LES ALLERGIES ALIMENTAIRES

Voyons tout d'abord en quoi consistent les véritables allergies alimentaires. La plupart des réactions allergiques, qui sont occasionnées par les IgE, se manifestent sous forme de démangeaisons ou d'éruptions cutanées (urticaire), mais elles peuvent aussi être à l'origine de différents types d'eczéma. Chez certaines personnes, cela se traduit par une obstruction des voies respiratoires susceptible d'engendrer une respiration sifflante, des maux de gorge, des essoufflements ou des écoulements nasaux. D'autres personnes présentent des symptômes au niveau du système digestif lui-même, tels diarrhée ou vomissements.

Il arrive parfois que des personnes soient à ce point allergiques, notamment aux cacahuètes, aux piqûres de guêpes ou à certains antibiotiques, que cela entraîne chez elles une anaphylaxie, c'est-à-dire une réaction allergique sévère caractérisée par une baisse rapide de la pression sanguine. Le risque de mortalité par choc anaphylactique étant très élevé, les personnes qui en sont victimes doivent recevoir d'urgence une injection d'adrénaline. Elles se déplacent d'ailleurs rarement sans un auto-injecteur d'adrénaline (ou EpiPen).

Un jour, un homme souffrant d'une infection pulmonaire très grave est venu me consulter. Moins d'une demi-heure après que je lui eus prescrit une série d'antibiotiques, ce patient m'a appelé pour me dire que des éruptions cutanées couvraient tout son corps depuis l'instant où il avait pris ses premiers comprimés. Craignant une réaction allergique au traitement, je l'ai prié de revenir sans plus attendre à mon cabinet. Peu après, sa femme m'a téléphoné à son tour : son mari gisait immobile sur le sol. Je me suis précipité chez lui toute affaire cessante ; une fois sur place, j'ai immédiatement constaté que cet homme avait subi un choc anaphylactique. Heureusement, j'ai pu lui administrer de l'adrénaline juste à temps, de sorte qu'il s'en est sorti indemne. Il s'agit là d'un des jours les plus mémorables de ma carrière. Quant au stagiaire assis à côté de moi dans la voiture, lui non plus n'oubliera pas ce jour-là de sitôt… ni mes infractions au code de la route !

Il existe aussi d'autres formes d'allergies dues aux IgE ou aux IgA. La maladie cœliaque, ou allergie au gluten, qui est causée par une défaillance du système immunitaire, en est un bon exemple. Gluten est le nom générique des protéines contenues dans le blé et les céréales, et que le système immunitaire de certaines personnes considère comme de véritables substances étrangères à leur organisme. Leur système immunitaire se met donc en frais pour les combattre. En Europe, 1 % de population est allergique au gluten. La consommation de gluten provoque chez les personnes concernées des symptômes tels que diarrhées, constipation, vomissements, crampes, fatigue, eczéma ou anémie. En théorie, le traitement est très simple : ne plus jamais manger de produits contenant du gluten. Dans la pratique, ce n'est pas toujours évident. Il convient de noter que toutes les personnes souffrant d'une hypersensibilité au gluten (voir ci-dessous) ne sont pas forcément atteintes de la maladie cœliaque. Il importe en effet de faire la distinction entre allergie réelle et hypersensibilité, car la question est très complexe.

## LES INTOLÉRANCES ALIMENTAIRES

Les aliments qui engendrent des réactions inflammatoires ne provoquent pas tous des allergies dues aux IgE, mais ils peuvent néanmoins être à l'origine de certaines intolérances. Lorsque nous sommes atteints d'un trouble ou d'un dysfonctionnement interne qui empêche notre organisme de métaboliser certaines substances, nous souffrons alors d'une intolérance à cette substance. Le problème est habituellement lié à une enzyme dont la fonction consiste à décomposer une substance nutritive donnée afin d'en faciliter la digestion. L'intolérance au lactose nous en fournit un bon exemple. Le lactose est un sucre lactique que l'enzyme lactase est chargée de scinder en deux molécules pour que l'organisme puisse l'assimiler. Or, à mesure que nous vieillissons, cette enzyme perd de son efficacité. Au fil des ans, nous devenons plus sensibles aux produits laitiers parce que nous sommes moins aptes, génétiquement parlant, à les digérer. L'intolérance au lactose dépend aussi de l'endroit dans le monde où nous sommes nés. Ainsi, près de 90 %

de la population asiatique souffre d'intolérance au lait, car les Asiatiques n'en boivent pratiquement jamais. En Europe du Nord, entre 20 % et 40 % de la population est touchée par ce phénomène, tandis que la Russie est le pays qui compte le moins de cas d'intolérance au lactose.

Il se peut par ailleurs que vous soyez hypersensible à certains édulcorants artificiels tels que l'aspartame (que vous devriez de toute façon éviter d'inclure dans votre régime alimentaire quotidien), de même qu'aux salicylates. L'acide salicylique, dérivé de l'écorce du saule, est présent dans l'aspirine, mais aussi dans certains aliments comme les agrumes. C'est la raison pour laquelle nous nous abstiendrons d'incorporer ces derniers à la Liste dans un premier temps.

### *LE SYNDROME DU RESTAURANT CHINOIS*

Il arrive que certaines personnes s'évanouissent ou aient des nausées après avoir goûté à la cuisine chinoise. Elles tolèrent mal le MSG (monosodium glutamate ou glutamate monosodique), un sel artificiel présent dans les aliments transformés et utilisé à profusion dans la cuisine chinoise. Son ingestion engendre une baisse de la tension artérielle. Pendant les années où j'ai travaillé au service des urgences d'un hôpital, nous avons à plusieurs reprises tout laissé tomber à cause de ce que l'on appelle une « syncope de restaurant ». D'après les statistiques, les toilettes des restaurants représentent l'endroit où les gens s'évanouissent le plus souvent.

## L'HYPERSENSIBILITÉ ALIMENTAIRE

Outre les allergies et les intolérances, on distingue un troisième type de trouble alimentaire, à savoir l'hypersensibilité alimentaire, que l'on appelle aussi réaction alimentaire. Par suite de l'ingestion de certaines substances, une réponse immunitaire se déclenche dans notre organisme sans raison apparente. Une analyse sanguine peut permettre d'identifier les IgG à l'origine de telles réactions, mais cette pratique est encore très controversée, les médecins traditionnels allant parfois jusqu'à prétendre que ce type d'« intolérance alimentaire » n'existe tout simplement pas ! Il ne s'agit toutefois pas d'une intolérance au sens où je l'ai expliqué plus haut, mais plutôt d'une hypersensibilité alimentaire, laquelle est fonction de la quantité d'aliments absorbée. Plus nous consommons un produit donné, plus il se produit de réactions dans notre corps. C'est la raison pour laquelle il est si important de varier notre alimentation, comme je vous l'expliquerai plus loin.

Voici comment je vois la chose : si, après avoir détecté un aliment, les antennes des immunoglobulines présentes dans notre corps décident que ce dernier n'est pas tout à fait conforme à leurs critères, ces mêmes immunoglobulines (ou anticorps) vont entrer aussitôt en action. Celles-ci restent une vingtaine de jours à l'intérieur de notre organisme, où elles se décomposent très lentement. Les particules de nourriture et les anticorps vont se combiner pour former ce que l'on appelle un complexe immun (ou complexe antigène-anticorps). Il s'agit là d'une réaction immunitaire tout à fait normale, sauf que plus le nombre de ces complexes immuns est élevé, plus l'activité immunologique de notre système sanguin s'intensifie : notre système immunitaire devient alors hyperactif, c'est-à-dire « trop performant ». Il en résulte que divers symptômes sont susceptibles de se manifester « au hasard » à différents endroits de notre corps.

Ainsi, si nous mangeons tous les jours un kiwi et que nous nous faisons ensuite faire une prise de sang dans le but d'évaluer le taux d'anticorps IgG attribuables aux kiwis, celui-ci risque d'être plutôt élevé. Quoi de plus normal dans la mesure où nos anticorps y ont été exposés en permanence sur une longue période ! Souffrons-nous d'intolérance aux kiwis pour autant ? Non, mais si nous présentons certains symptômes inexpliqués, mieux vaut arrêter d'en consommer pendant quelque temps, soit le temps que l'activité immunitaire de notre système sanguin puisse diminuer, contribuant du coup à soulager nos symptômes. Voilà pourquoi il est si important de varier son alimentation : lorsqu'on s'expose trop souvent aux mêmes aliments, on risque de tomber malade ! Notre corps se met alors en permanence en mode défensif, ce qui le pousse à combattre certaines substances essentiellement sans danger comme s'il s'agissait des pires agents pathogènes qui soient.

Il peut certes être intéressant de faire effectuer un contrôle de vos anticorps IgG au moyen d'un test sanguin, mais si vous souhaitez en avoir pour votre argent, vous feriez tout aussi bien de suivre quelques recommandations qui vous permettront d'obtenir des résultats optimaux. C'est pourquoi je vous recommande de tenir d'abord un journal alimentaire pendant quelques jours. Notez ce que vous consommez sur une période de cinq jours (pendant trois jours de la semaine et les deux jours du week-end, par exemple). Vous aurez ainsi une vue d'ensemble de ce que vous consommez. Vous pourriez par la suite vous limiter à un test sanguin visant à déterminer quels sont les IgG spécifiques associés à vos préférences alimentaires habituelles.

Si vous avez l'intention de demander un bilan concernant votre taux d'IgG, sachez qu'il vous faudra plus de dix jours pour savoir si vous ne souffrez plus d'hypersensibilité.

Je vous ai précisé plus haut que notre corps a besoin d'une vingtaine de jours pour se débarrasser des complexes immuns. Néanmoins, nous avons accumulé tellement de toxines au fil des ans que dix jours vous suffiront pour sentir une amélioration de votre état de santé, aussi minime soit-elle. Dans le cas où vous présenteriez de nombreux symptômes, et pour peu que vous souhaitiez obtenir des résultats concrets et tangibles, l'idéal serait de répéter le cycle d'élimination au moins une ou deux fois et de bannir certains aliments de préférence pendant quatre à six semaines. Au terme de cette période, vous pourriez remplir de nouveau le Questionnaire des Symptômes Médicaux afin d'évaluer les progrès réalisés.

## « DONNE-MOI UN PEU DE TON SANG ET JE TE DIRAI QUI TU ES ? »

Non, ce n'est pas vraiment ainsi que les choses fonctionnent. Ce qui me paraît hautement plus utile, dans le cadre d'un régime d'élimination, c'est de consigner ses symptômes par écrit. Notez chaque jour dans votre journal comment vous vous sentez, quels sont les symptômes que vous éprouvez et attribuez à ces symptômes, matin et soir, une note sur une échelle de 1 à 10, de manière à pouvoir en suivre plus facilement l'évolution et en connaître la nature. Non seulement j'estime que cette méthode est beaucoup plus efficace qu'un test sanguin, mais ce faisant, je me range à l'avis de mes collègues qui ne croient pas à l'utilité de telles analyses ! Toutefois, les tests sanguins demeurent valables lorsqu'ils sont utilisés intelligemment, c'est-à-dire lorsqu'ils tiennent compte du profil de chaque patient. Supposons, par exemple, que vous présentiez un ensemble de réactions à différents aliments. En pareil cas, un test sanguin vous permettra de savoir avec certitude qu'il y a effectivement un problème sous-jacent, compte tenu du fait que le fonctionnement de vos intestins ne sera pas optimal. Les cellules intestinales sont comme des joueurs de rugby au début d'un match : elles se serrent les unes contre les autres afin d'empêcher qu'un trop grand nombre de particules étrangères ennemies ne traversent la paroi intestinale et ne pénètrent dans le sang. Si vos cellules intestinales ne sont plus étroitement en contact les unes avec les autres et si vous souffrez de ce fait de fuites intestinales, les substances allergènes se retrouveront alors directement dans votre système sanguin, où elles formeront des complexes immuns.

Un examen des selles permet également de vérifier ce qu'il en est au juste. Il suffit pour cela de procéder à l'analyse de certaines substances pour déterminer dans quel état se trouve notre paroi intestinale. Parmi celles-ci, la zonuline nous indique dans quelle mesure les cellules intestinales adhèrent ou non les unes aux autres. À l'heure actuelle, de nombreuses études scientifiques portent sur ces nouvelles méthodes de diagnostic.

## DES INTESTINS DE LA TAILLE D'UN COURT DE TENNIS

Grâce à nos intestins, nous disposons de la plus grande surface de contact possible avec le monde extérieur. La superficie de leurs parois, qui est supérieure à celle de notre peau, couvre même plusieurs courts de tennis ! Le seul mécanisme de défense qui existe à cet endroit est notre système immunitaire. Nous nous lavons les mains pour éliminer les bactéries, mais nous ne « lavons » jamais nos intestins, bien que nous y introduisions en permanence des bactéries qui n'y ont pas leur place ou qui perturbent l'équilibre de notre flore intestinale. (Comme les médecins adorent compliquer les choses, ils préfèrent utiliser le terme plus technique de « dysbiose », qui désigne le déséquilibre de l'écosystème bactérien, aussi appelé microbiote.

Les symptômes liés à la formation de complexes immuns résultant d'une hypersensibilité peuvent être banals, tels que fièvre, fatigue, frissons, faiblesse générale, ou ils peuvent nuire au bon fonctionnement de différents organes. Certains désordres peuvent être à l'origine de maladies auto-immunes, de dysfonctionnements de la thyroïde, voire de problèmes comportementaux tels que l'autisme ou le trouble du déficit de l'attention avec ou sans hyperactivité (TDAH), qui tous peuvent être atténués grâce à une bonne alimentation. J'ai moi-même eu connaissance, lors d'un congrès, du cas d'un enfant totalement incontrôlable qui avait été soigné par un médecin. Même son écriture était absolument horrible et indéchiffrable. La différence entre le moment qui avait précédé et celui qui avait suivi la prescription d'un régime d'élimination était pour le moins impressionnante. Par conséquent, nous ne devrions jamais sous-estimer l'importance de la nutrition. Il est certes impossible de résoudre tous nos problèmes de santé simplement en modifiant notre régime alimentaire, mais, à partir du moment où nous savons que la nourriture est la plus grande arme de destruction massive qui existe sur terre, nous devrions à tout le moins admettre qu'elle exerce une influence considérable sur notre santé…

## FAUT-IL IMPOSER AUX ENFANTS UNE CURE DE DÉTOXIFICATION ?

Non, bien sûr, il n'est pas nécessaire d'être aussi sévère avec les enfants. Il suffit bien souvent d'éliminer de leur alimentation les substances les plus courantes, tel le gluten ou le lactose. Essayez, par exemple, de remplacer pendant environ quatre semaines le lait de vache par du lait d'origine végétale : votre enfant en sera complètement transformé ! Les enfants particulièrement actifs qui arrêtent de boire du lait de vache deviennent souvent plus calmes et arrivent même à se concentrer plus facilement.

Si je mentionne spécifiquement le lait animal et le gluten, c'est parce que ces deux sources d'éléments nutritifs sont constamment à l'origine de l'hypersensibilité. Est-ce embêtant pour tout le monde ? Peut-être pas, mais cela pourrait très bien vous embêter, vous ! À vrai dire, il existe un lien entre le lait et le gluten : ces deux produits représentent un marché lucratif, et les industriels tiennent à ce que nous les consommions. Je ne dis pas qu'il ne faut plus jamais boire de lait ou manger de pain, mais sachez que tous les aliments qu'on trouve dans le commerce n'ont pas forcément pour but d'améliorer notre santé. Pis encore, de nombreux articles présents sur les étagères des magasins sont susceptibles d'avoir des effets carrément néfastes sur notre organisme !

De même que des déclencheurs alimentaires sont parfois à l'origine de fuites intestinales, de telles fuites peuvent, à l'inverse, favoriser l'apparition de certains déclencheurs alimentaires. Il n'est pas toujours facile d'établir une nette distinction entre la cause et l'effet en pareil cas. Lorsqu'un trop grand nombre de complexes immuns circulent dans l'organisme – à cause d'un système immunitaire hyperactif –, ceux-ci engendrent une inflammation de faible intensité qu'il est possible de mesurer à l'aide d'un test appelé CRP-hs. Cette abréviation, qui figure parfois sur les résultats d'une prise de sang, signifie protéine C-réactive à haute sensibilité. Reportez-vous au dessin de la page suivante pour voir dans quelles circonstances ce type d'inflammation est susceptible de se produire.

## EN QUOI CONSISTE UNE INFLAMMATION ?

Il existe cinq critères permettant de reconnaître une réaction inflammatoire. Les symptômes à surveiller sont les suivants : rougeur, enflure, sensation de chaleur, douleur et perte de fonction. Une piqûre d'insecte constitue un bel exemple de légère inflammation de la peau : la plaie devient rouge, se met à gonfler en raison du liquide qui est alors sécrété et de la dilatation des tissus, la chaleur ressentie est due au fait que la circulation sanguine augmente dans cette zone et, finalement, la douleur est causée par l'excitation des nerfs sensoriels présents à cet endroit. Le cinquième critère, la perte de fonction, n'est bien sûr pas pertinent dans le cas d'une piqûre de moustique, mais, si nous sommes victimes d'une inflammation au coude, par exemple, nous sentirons nettement qu'il se plie avec difficulté.

## LES EFFETS DES RÉACTIONS INFLAMMATOIRES SUR NOTRE ORGANISME

### CERVEAU

Les substances inflammatoires (cytokines) provoquent des réactions auto-immunes dans le cerveau. conséquences possibles : dépression, autisme, troubles de la mémoire et difficultés de concentration, démence/maladie d'Alzheimer et sclérose en plaques.

### PEAU

L'inflammation chronique de l'organisme peut se manifester par des rougeurs, des dermatites (inflammations cutanées), de l'eczéma, de l'acné, du psoriasis, une accélération de l'apparition des rides et le vieillissement prématuré de la peau.

### SYSTÈME CARDIOVASCULAIRE

Les inflammations contribuent à l'apparition des maladies cardiovasculaires, des hémorragies cérébrales, des thromboses et de l'anémie, ainsi qu'à l'augmentation de la glycémie (diabète) en raison de l'usure accélérée de la paroi vasculaire.

### REINS

Les cytokines réduisent le flux sanguin vers les reins. il en résulte des complications telles que la formation d'œdèmes (une accumulation de liquide), l'hypertension, la néphrite et l'insuffisance rénale.

### OS

Les inflammations interfèrent avec la croissance normale des os, entraînant un risque accru d'ostéoporose et de fractures osseuses.

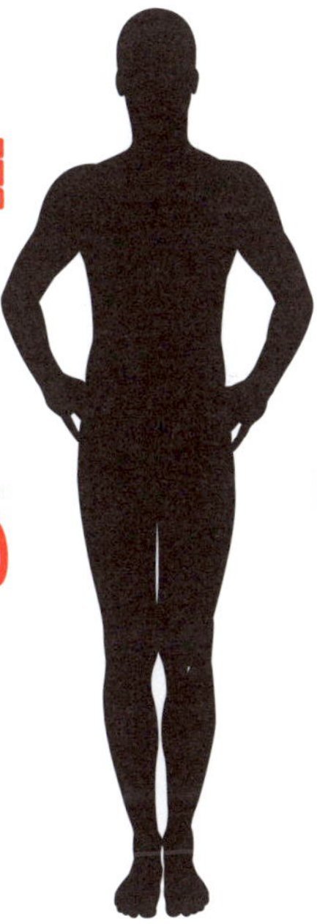

### FOIE

Hypertrophie du foie ou stéatose hépatique (maladie du foie gras) peuvent résulter d'une inflammation. partant, le corps élimine les toxines moins rapidement.

### GLANDE THYROÏDE

Les réactions immunitaires de l'organisme peuvent provoquer la formation d'anticorps dirigés contre la glande thyroïde. il peut en résulter un dérèglement de la thyroïde pour cause de production insuffisante ou excessive d'hormones thyroïdiennes.

### POUMONS

Les allergies et les différents types d'asthme résultent tous d'une inflammation de la muqueuse des voies respiratoires.

### INTESTINS

Les inflammations chroniques rendent la barrière naturelle de la paroi intestinale plus perméable et causent des dommages aux organes digestifs. cela provoque des troubles digestifs tels que régurgitations ou brûlures d'estomac, maladie de Crohn ou maladie cœliaque.

### MUSCLES

Les cytokines provoquent des douleurs et des faiblesses musculaires, connues parfois sous le nom de « fibromyalgie ». toutefois, cela peut également se traduire par un syndrome du canal carpien, des points douloureux ou même des maladies rhumatismales (dont la polyarthrite rhumatoïde et la polymyalgie rhumatismale).

Autrefois, on considérait que les réactions inflammatoires – au niveau du coude, du genou, du foie, du pancréas, des tendons ou de toute autre partie du corps – constituaient un problème majeur. Mais on sait désormais qu'il existe un autre niveau d'inflammation dans l'organisme, à savoir le stade de la micro-inflammation. Il s'agit d'un phénomène particulièrement préoccupant dont on peut vérifier l'ampleur à l'aide d'un test CRP-hs. Comme vous le savez déjà, les inflammations de faible intensité sont étroitement associées à différents types de maladies. Or, comme les analyses de sang permettent de déceler de plus en plus tôt les signes d'une inflammation, il devient possible non seulement de déterminer à quel stade de la maladie se trouve une personne, mais aussi d'en prédire l'évolution.

**LA PAROI ARTÉRIELLE**

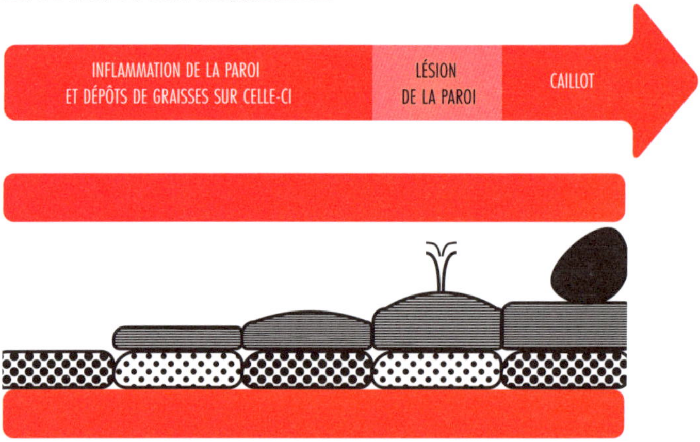
INFLAMMATION DE LA PAROI
ET DÉPÔTS DE GRAISSES SUR CELLE-CI
LÉSION
DE LA PAROI
CAILLOT

Cette image d'un vaisseau sanguin constitue un très bel exemple d'inflammation chronique de faible intensité susceptible de survenir n'importe où dans le corps.

Lorsque la paroi d'un vaisseau sanguin enfle légèrement à la suite d'une inflammation, des molécules de graisse commencent à s'introduire dans la partie de cette paroi qui présente des faiblesses. Il en résulte une accumulation de calcium, lequel est responsable de la calcification des veines et des artères. La paroi devient alors plus rigide et l'inflammation prend de l'ampleur, causant un nouvel amoncellement de graisses. Il en résulte un cercle vicieux ; à un moment donné, la paroi en question devient si fragile qu'elle finit par se rompre.

De même que le sang forme des caillots pour arrêter un saignement lorsque nous nous coupons la peau, il en fait tout autant lorsqu'un vaisseau sanguin se rompt. Le caillot bloque le vaisseau, que plus rien ne peut traverser, augmentant ainsi les risques d'accident vasculaire cérébral (AVC), d'embolie pulmonaire ou de crise cardiaque.

Les inflammations chroniques de faible intensité sont désormais considérées comme indissociables de certaines maladies chroniques de la peau et de certaines maladies du cerveau telles que la dépression, l'autisme et les pertes de mémoire. Or, il s'avère qu'une mauvaise alimentation constitue l'une des principales causes de telles réactions inflammatoires. Par conséquent, le pouvoir d'éviter ce genre de désagréments réside pour une bonne part entre nos mains.

## LA CLÉ DE NOTRE SANTÉ SE TROUVE DANS NOS INTESTINS

J'insiste ici sur le fait que les réactions inflammatoires nous rendent malades ! En sont en grande partie responsables les monceaux de nourriture et les mets prêts-à-manger que nous obligeons nos intestins à assimiler. Plus nous ingérons de substances toxiques, plus notre corps s'efforce de les combattre. Plus il y a de lésions inflammatoires dans notre corps, plus nous nous sentons mal et plus notre état de santé se détériore rapidement. Chez certains, cela se traduit par de la fatigue ou des maux de tête ; chez d'autres, par des douleurs musculaires, voire par des maladies graves telles que l'insuffisance rénale ou l'ostéoporose...

La flore intestinale (le microbiote intestinal) joue également un rôle important à cet égard. La flore qui tapisse la paroi interne de l'intestin exerce une fonction filtrante et une fonction immunologique très importantes. Si la flore intestinale est en bon état, celle-ci jouera efficacement son rôle de filtre. Dans le cas contraire, ou si un type particulier de flore devient prédominant, il en résultera un déséquilibre et un surcroît de travail pour le système immunitaire.

## ÉCHANGE DE POIDS ENTRE LAUREL ET HARDY

Il existe une excellente étude qui démontre l'importance que revêt une flore intestinale en bon état. Celle-ci fut réalisée sur une souris obèse et une souris maigre. Toutes deux ayant fait l'objet d'une transplantation de matières fécales, la souris obèse a bénéficié du microbiote de la souris maigre et inversement. Que s'est-il passé par la suite ? La grosse souris s'est émaciée, la souris mince s'est empâtée, et ce uniquement en raison de la composition spécifique de leur flore intestinale respective. Je ne serais donc pas surpris que la médecine ait davantage recours à la transplantation de selles à l'avenir ! Par ailleurs, selon une étude publiée récemment et traitant de la pertinence d'employer cette méthode dans le monde du sport de haut niveau, certaines bactéries auraient pour effet d'améliorer les performances physiques en entraînant une hausse de la tolérance à l'effort et du niveau de résistance à la fatigue. (Non, il ne s'agit pas ici d'une forme d'aveu déguisé de la part d'un médecin d'équipe sportive!)

Lorsque nous apportons à nos intestins les bons éléments nutritifs, notre paroi intestinale et notre microbiote sont en mesure de se régénérer rapidement. C'est notamment possible grâce aux prébiotiques, des substances alimentaires qui optimisent le fonctionnement de nos intestins et qui se retrouvent naturellement dans les fibres des fruits et des légumes. Les analyses de selles nous permettent notamment de connaître la composition des microbes intestinaux et de mieux comprendre le rôle joué par ces bactéries. Il s'agit d'une science en pleine évolution qui devrait grandement contribuer à la manière dont nous aiderons les gens à rester en bonne santé au cours des années à venir.

## LES TOXINES

Revenons à présent au régime d'élimination. Si vous suivez rigoureusement les recommandations de la Liste, vous ferez en sorte d'éliminer autant que possible les aliments responsables de vos réactions inflammatoires. Dans le même temps, vous allez restaurer autant que faire se peut le bon fonctionnement de vos intestins. Si vous arrivez à y maintenir une quantité satisfaisante de bons micro-organismes, j'ose affirmer que vous sentirez déjà une différence notable au bout de dix jours. Les cellules intestinales se renouvellent tous les deux à quatre jours, si bien qu'une nouvelle paroi intestinale se forme chaque semaine. Vous allez tout d'abord éliminer le plus possible les toxines déjà présentes dans votre corps, à la fois en nettoyant vos intestins et en aidant votre foie et vos reins (vos organes d'élimination les plus importants) à mieux fonctionner. Puis vous limiterez la quantité de toxines en provenance de l'extérieur que vous absorbez par le biais de votre alimentation. En voici d'ailleurs quelques-unes.

- **L'histamine**, une substance qui est libérée dans le corps en cas d'allergie, provoque des démangeaisons et des éternuements. On la retrouve dans certains aliments comme les bananes, le chocolat, les tomates, le porc, les œufs, etc. Dans un premier temps, nous allons exclure de notre alimentation – au moins en partie – les aliments riches en histamine.

- **L'oxalate** est présent à l'état naturel dans de nombreuses variétés de plantes, mais le corps humain n'a pas la capacité de le métaboliser. C'est pourquoi certains légumes figurent sur la liste des produits à éviter.

- **Le salicylate** st un anti-inflammatoire naturel et un agent de conservation. On le trouve notamment dans l'aspirine, mais aussi dans les agrumes. Certaines personnes pouvant être allergiques à l'acide salicylique, nous retirerons ces fruits de notre alimentation pendant la phase d'élimination.

- **Les solanacées**, membres de la grande famille des angiospermes. Pour le moment, nous allons éliminer les tomates, les aubergines et les différentes variétés de piments et poivrons de notre alimentation, car ces derniers sont susceptibles de favoriser l'apparition de certains déclencheurs alimentaires chez de nombreuses personnes.

« Je suis d'accord avec vous, Docteur ! Je commence à mieux comprendre cette histoire d'inflammations ! » Dans ce cas, il est temps de donner la parole aux principaux acteurs de cette histoire…

## LES ALIMENTS RESPONSABLES DES RÉACTIONS INFLAMMATOIRES

Vous trouverez la Liste au chapitre suivant. La colonne « Interdits » contient tous les aliments que vous devez éviter de consommer, car ils peuvent favoriser l'apparition de réactions inflammatoires. En effet, ce que nous ne mangeons pas est tout aussi important que ce que nous consommons. Je vais vous expliquer pourquoi, et je vous donnerai aussi quelques conseils qui vous aideront à préparer des repas sains.

### LES ACIDES GRAS

On distingue essentiellement deux catégories d'acides gras insaturés, à savoir les oméga-3 et les oméga-6. Ces chiffres n'ont rien à voir avec la qualité ou la mauvaise qualité de ces derniers, ni avec un quelconque classement ; ils concernent plutôt leur composition chimique. Un peu comme les spermatozoïdes, les acides gras possèdent une « tête » et une « queue ». La queue des bons acides gras est légèrement courbée. Elle comporte un pli au niveau de la troisième liaison des oméga-3, et un pli au niveau de la sixième liaison des oméga-6. C'est aussi simple que ça ! Les oméga-3 ont des propriétés anti-inflammatoires : ce sont de bonnes graisses ; les oméga-6 ont quant à eux des propriétés favorisant l'inflammation : ce sont de mauvaises graisses. « Tout était tellement mieux avant… » Ce constat n'est pas tout à fait exact, bien sûr, mais c'est un peu vrai dans le cas du rapport oméga-6/oméga-3 : auparavant, les teneurs en oméga-3 étaient nettement supérieures à celles des oméga-6, alors qu'aujourd'hui ces derniers sont en général plus abondants dans notre alimentation. Les huiles végétales raffinées comme l'huile de tournesol, par exemple, sont riches en oméga-6 et sont donc à éviter.

Si vous devez passer des tests sanguins, faites établir votre bilan en acides gras par la même occasion: cela vous permettra de savoir si vous mangez sainement ou non… Y figureront également les acides gras trans, qui – je l'ai déjà dit – ne sont pas présents dans la nature. On les trouve dans les fritures, les pâtisseries, les biscuits, et pour ainsi dire dans tout ce qui est vendu sous emballage! Le simple fait de consommer en grande quantité ces aliments transformés a pour conséquence d'augmenter le niveau d'inflammation. Si on effectue un bilan en acides gras chez un cycliste professionnel à la fin de l'hiver, il est possible de savoir à quel point il a été négligent pendant la saison morte… et à combien de friteries il a rendu visite!

### LES SUCRES RAFFINÉS

J'ai déjà abordé en détail la question des sucres, mais je tiens à le répéter, car je n'insisterai jamais assez sur ce point: lisez les étiquettes! Notre glycémie augmente dès l'instant où nous ingérons des aliments qui provoquent des pics d'insuline dans le sang. Sans oublier que tout apport excédentaire de nourriture nous fait gagner du poids, aggrave notre état de santé et finit par engendrer des réactions inflammatoires.

### LES VIANDES ROUGES

Un groupe de personnes a déjà fait l'objet d'une étude visant à déterminer les effets de la consommation de viande de bœuf sur les taux de protéines CRP-hs dans le sang. On a ainsi pu établir qu'il existait un écart considérable entre le pourcentage observé avant et le pourcentage observé après la consommation de viande rouge, et ce même au bout de seulement quelques heures… La viande rouge est un aliment qui favorise clairement l'apparition de réactions inflammatoires, et certains travaux ont même établi un lien entre la consommation excessive de viande rouge et le cancer des intestins. On a toujours cru que la viande rouge était une source indispensable de protéines, mais elle contient aussi énormément de graisses saturées. Par conséquent, les viandes rouges seront interdites dans un premier temps, de même que les charcuteries, qui renferment de grandes quantités d'agents de conservation artificiels. C'est une simple question de gros bon sens: il n'est pas normal qu'une viande puisse rester « fraîche » pendant des mois!

### LE POULET

Nous exclurons également le poulet de votre régime alimentaire, car il est difficile de nos jours de trouver du poulet non contaminé par toutes sortes de toxines indésirables, à commencer par les antibiotiques. Ce qui sert à nourrir les animaux est aussi déterminant que ce que nous mangeons: en bout de ligne, tout ce qu'ils consomment finit par se retrouver également dans notre corps! Vous pourriez envisager de consommer du poulet biologique, mais il convient de supprimer complètement cette viande et de la remplacer dans un premier temps par de la dinde, dont la teneur en matières grasses est plus faible.

### LES ALIMENTS CONTENANT DU GLUTEN

Ces dernières années, on a assisté à un véritable engouement pour les aliments sans gluten. Comment se fait-il qu'autant de gens soient brusquement devenus hypersensibles au gluten? Plusieurs causes peuvent expliquer ce phénomène. Les manipulations génétiques subies par les céréales dans le secteur agricole ont fait en sorte que des céréales nouvelles sont apparues dans nos assiettes. En outre, le recours aux herbicides et aux pesticides a sans doute aussi une incidence sur la qualité de ces produits. Selon une autre hypothèse encore, certains des acides et des enzymes utilisés dans la fabrication de la farine exposeraient notre corps à des substances toxiques susceptibles d'engendrer des réactions inflammatoires.

De même que tous les hommes ne sont pas égaux entre eux, toutes les céréales ne sont pas équivalentes entre elles. Le blé pose problème pour certains, le seigle pour d'autres. Nonobstant le fait que les médias spécialisés dans le domaine de la santé se plaisent souvent à donner des conseils généraux, le corps humain, lui, ne fonctionne pas de la même façon pour tout le monde!

### LES PRODUITS LAITIERS

Les produits laitiers constituent un éternel sujet de polémique! Dans le cadre du présent programme nutritionnel, nous allons éviter le lait, le yaourt et le fromage. Ceux-ci contiennent de la caséine et du lactose, deux substances susceptibles d'engendrer des réactions inflammatoires ou des intolérances alimentaires. On a par ailleurs établi une corrélation entre la consommation excessive de caséine et la formation de certains cancers. Sans compter que le lait contient également toutes sortes de produits contaminants qui sont administrés aux animaux, dont des hormones de croissance et des antibiotiques.

### LA CUISSON À HAUTE TEMPÉRATURE

Chauffer des graisses saines dans une poêle revient à les transformer en substances qui favorisent l'apparition de réactions inflammatoires. De même, faire roussir un aliment le rend nocif pour la santé. Le brunissement des aliments est dû à l'oxydation, un processus qui libère des substances inflammatoires. C'est vrai non seulement pour des produits malsains comme les frites ou les pizzas, mais aussi pour de la dinde ou un pavé de saumon frais riche en oméga-3. Tâchez d'éviter ce mode de cuisson pendant toute la durée du présent programme de nutrition. La méthode de cuisson détermine aussi à quel point un plat cuisiné est susceptible d'être à l'origine de certaines inflammations. Plus la température est élevée, plus le résultat sera préjudiciable. La meilleure option demeure la cuisson à l'eau, à la vapeur ou à feu doux. Si vous cuisinez au wok, il vaut mieux laisser vos aliments mijoter à feu doux pendant 20 minutes plutôt que de les faire revenir en très peu de temps. Vous pouvez éventuellement les faire cuire au bain-marie avant de les faire revenir brièvement dans une huile de qualité. Ajoutez quelques épices à la fin de la cuisson et, même privés de croûte brunâtre et croustillante, vos mets auront tout aussi bon goût. Certaines épices et herbes aromatiques telles que le gingembre, le curcuma, l'origan, l'ail et le romarin ont même des propriétés anti-inflammatoires !

## LES ALIMENTS ANTI-INFLAMMATOIRES

**Les poissons gras** tels que le saumon, le maquereau, le thon, le cabillaud et les sardines contiennent beaucoup d'oméga-3 et d'acides gras essentiels.

Si vous tenez à manger de **la viande,** optez pour de la viande provenant d'animaux de pâturage. Nous ignorons bien souvent de quelle manière un animal a été élevé, mais une chose est sûre : ce qu'il a mangé, vous le mangez aussi !

**Les fruits à coque** et **les graines comestibles** sont passablement riches en calories, et ils contiennent beaucoup de fibres et d'oméga-3. Bien qu'ils soient très nourrissants, il est préférable de les consommer avec modération.

**Les légumes à feuilles sombres**, comme le brocoli, le chou frisé et le chou-fleur, regorgent d'antioxydants et protègent l'organisme contre les cytokines, lesquelles engendrent des réactions inflammatoires. Malheureusement pour les personnes en surpoids, les tissus adipeux sont aussi responsables à long terme de la production de cytokines. Ce sont en effet les cellules adipeuses qui sécrètent les toxines qui nous rendent malades. Plus les gens sont obèses, plus la quantité de graisse présente dans leur corps est importante et plus il en résulte des réactions inflammatoires.

**Le riz** et **les bananes** sont autorisés dans le cadre du présent régime, même si tous deux ont une incidence modérément élevée sur le taux de sucre dans le sang. Toutefois, le pic d'insuline qu'ils provoquent survient nettement plus lentement lorsqu'ils sont associés à une source de protéines. Ainsi, lorsque vous mangez une banane, il vous suffit tout simplement de l'accompagner d'un verre de lait d'origine végétale. De même, si vous désirez manger du riz, combinez-le avec de la dinde, un poisson gras ou des légumineuses.

Tous **les légumes** sont riches en phytonutriments (ou nutriments essentiels), qui vont contribuer à renforcer le processus de détoxification de votre organisme. Nous allons en exclure uniquement les différentes variétés de piments et poivrons, car ces derniers sont parfois à l'origine de certaines intolérances. Essayez par ailleurs de mettre le plus possible un arc-en-ciel de couleurs dans votre assiette. Plus celle-ci comportera de couleurs différentes, plus la quantité d'oligo-éléments et de phytonutriments différents susceptibles d'être absorbés par votre corps sera élevée. Voilà qui devrait vous permettre de vous « nourrir » de façon adéquate!

## ALIMENTS DE COULEUR

### BLANCHE, BEIGE OU MARRON

Ail
Cacao
Café
Céréales (orge, riz brun ou complet, avoine, quinoa, seigle, épeautre, blé)
Champignons
Choucroute
Choux-fleurs
Compote de pommes
Dattes
Échalotes
Fruits à coque (amandes, noix de pécan, de cajou, noix de Grenoble)
Gingembre
Graines (de lin, chanvre, courge citrouille, sésame, tournesol)
Ignames
Légumineuses (pois chiches, haricots secs ou légumes à cosse, houmous, lentilles, cacahuètes, haricots à la sauce tomate (à faible teneur en matières grasses)
Noix de coco
Oignons
Poires
Pommes
Soja
Tahini
Thé (noir, blanc)
Trempette de haricots

**Effets**

Possèdent des propriétés anticancérigènes
Possèdent des propriétés antibactériennes
Renforcent la protection cellulaire
Assurent le bon fonctionnement du système digestif
Favorisent le bon fonctionnement du cœur et du foie
Favorisent le maintien de l'équilibre hormonal

## VERTE

Artichauts
Asperges
Avocats
Broccolinis
Brocolis
Céleri
Chou
Choux chinois
Choux de Bruxelles
Citrons verts
Concombres
Courgettes
Cresson de fontaine
Edamames (fèves de soja encore vertes)
Gombos
Haricots verts
Légumes à feuilles vertes (roquettes, bettes, betteraves, choux frisés, feuilles de pissenlit, laitues, feuille de moutarde, épinards, brocolis-raves)
Melons amers
Olives
Petits pois
Poires
Pois mange-tout
Poivrons verts
Pommes
Pousses de bambou
Pousses de soja
Thé vert

**Effets**

Possèdent des propriétés anticancérigènes
Possèdent des propriétés anti-inflamatoires
Favorisent le bon fonctionnement du cerveau
Renforcent la protection cellulaire
Favorisent la bonne santé de la peau
Régulent le taux d'hormones
Contribuent à l'équilibre hormonal
Favorisent le bon fonctionnement du cœur et du foie

## ROUGE

Baies de goji
Betteraves
Canneberges
Cerises
Fraises
Framboises
Grenades
Haricots (haricots azuki, haricots rouges)
Infusion de rooibos
Oignons rouges
Oranges sanguines
Pamplemousses
Pastèques
Patates douces
Poivrons doux
Poivrons rouges
Pommes
Prunes
Radicchio
Radis
Raisins
Rhubarbe
Tomates

**Effets**

Possèdent des propriétés anticancérigènes
Possèdent des propriétés anti-inflamatoires
Renforcent la protection cellulaire
Assurent le bon fonctionnement du système digestif
Favorisent le bon fonctionnement du cœur
Favorisent le maintien de l'équilibre hormonal
Contribuent à garder le foie en bonne santé

## ORANGE

- Abricots
- Carottes
- Curcuma
- Diverses variétés de courges (citrouilles, potirons…)
- Ignames
- Kakis
- Mandarines
- Mangues
- Melons
- Nectarines
- Oranges
- Papayes
- Poivrons orange

**Effets**

- Possèdent des propriétés anticancérigènes
- Possèdent des propriétés antibactériennes
- Renforcent le système immunitaire
- Augmentent l'espérance de vie
- Assurent le bon fonctionnement de l'appareil reproducteur
- Favorisent la bonne santé de la peau
- Sont riches en vitamine A

## JAUNE

- Ananas
- Bananes
- Caramboles
- Citrons
- Courges butternut
- Courges d'été
- Gingembre
- Maïs doux
- Millet
- Poires
- Poivrons jaunes
- Pommes

**Effets**

- Possèdent des propriétés anticancérigènes
- Possèdent des propriétés anti-inflamatoires
- Renforcent la protection cellulaire
- Assurent la communication cellulaire
- Favorisent une bonne santé oculaire
- Favorisent le bon fonctionnement du système cardiovasculaire
- Favorisent la bonne santé de la peau

## BLEUE, VIOLETTE OU NOIRE

- Aubergines
- Baies (myrtilles, mûres de Boysen, mûres…)
- Carottes
- Choux
- Choux frisés
- Choux-fleurs
- Figues
- Olives
- Poivrons
- Pommes de terre
- Prunes
- Raisins
- Raisins secs
- Riz (noir ou violet)

**Effets**

- Possèdent des propriétés anticancérigènes
- Possèdent des propriétés anti-inflamatoires
- Renforcent la protection cellulaire
- Assurent la communication cellulaire
- Favorisent le bon fonctionnement du cœur et du foie

## METTEZ DE LA COULEUR DANS VOTRE ASSIETTE !

Il ne suffit pas de mettre de la nourriture dans son corps pour bien s'alimenter. Il est certes important d'absorber des aliments en quantité suffisante. Mais il importe tout autant de se faire plaisir en cuisinant et en mangeant. Laissez votre créativité s'exprimer au maximum. Les six conseils suivants vous aideront à fournir à votre organisme une plus grande quantité de substances nutritives.

1. **Essayez de consommer chaque jour entre neuf et treize portions d'aliments d'origine végétale**

   Pour prévenir autant que possible les maladies chroniques, il faut consommer de neuf à treize portions de fruits et légumes par jour. À titre d'exemple, une portion peut correspondre à une demi-tasse de légumes cuits, à une tasse de légumes à feuilles crus ou à un fruit de taille moyenne. Si vous fournissez à votre corps trois portions d'aliments d'origine végétale à chaque repas important de la journée, vous atteindrez facilement cet objectif.

2. **Élargissez vos horizons**

   Les aliments contenant beaucoup de substances nutritives existent dans une grande variété de couleurs et d'odeurs. Mettez-vous au défi de diversifier votre alimentation ! Vous ignorez par où commencer ? Les phytonutriments sont présents dans tous les aliments d'origine végétale tels que les fruits, les légumes, les céréales, les légumineuses, les fruits secs, les graines comestibles et même les épices et les herbes aromatiques.

3. **Décorez votre assiette aux couleurs de l'arc-en-ciel**

   Votre régime alimentaire se compose probablement d'aliments ordinaires – transformés ou non – qui se présentent dans des tons de blanc, de brun et de jaune. Songez notamment au menu de votre petit déjeuner, composé de pancakes, de céréales, de tartines, peut-être même d'un œuf. Voilà une façon plutôt terne de commencer la journée… Mais si vous préparez un smoothie aux framboises, aux myrtilles et aux pêches, par exemple, vous aurez déjà consommé trois des sept couleurs de l'arc-en-ciel recommandées alors même que votre journée ne fait que débuter ! Faites par conséquent en sorte de manger au moins une fois par jour un aliment correspondant à chacune de ces sept couleurs.

4. **Pratiquez assidûment l'alternance**

   La nature regorge de substances nutritives. Si vous mangez la même chose tous les jours, aussi colorés que soient vos aliments, il vous manquera encore la moitié du vaste éventail de nutriments dont votre corps a besoin. Faites de nouvelles expériences chaque semaine, de manière à varier votre régime alimentaire!

5. **Apprenez à combiner différents aliments**
Il arrive parfois que certaines combinaisons d'aliments d'origine végétale soient plus bénéfiques pour la santé que si vous consommiez ces derniers séparément. Le fait de les associer aide à créer une véritable synergie alimentaire. Ainsi, le mélange huile d'olive-curcuma-poivre noir permet d'accroître les bienfaits pour la santé des nutriments essentiels contenus dans chacun de ces trois ingrédients. Ajouter du jus de citron aux épinards permet à l'organisme de mieux absorber le fer qu'ils contiennent. Essayez de marier autant que possible les aliments d'origine végétale afin de renforcer leur pouvoir nutritionnel.

6. **Laissez libre cours à votre imagination**
Mais comment faire pour avoir une alimentation plus saine? Essayez de remplacer des aliments bien connus mais moins nutritifs par des produits plus nourrissants. Il existe en effet des aliments d'origine végétale qui contiennent plus de substances nutritives que d'autres! Vous pouvez par exemple remplacer la purée de pommes de terre par de la purée de patates douces ou de pommes de terre vitelottes. Ou encore, passez du riz blanc au riz violet, noir ou brun.

**NE M'INTERROMPEZ PAS MAINTENANT.
JE M'AMUSE TELLEMENT,
JE M'ÉCLATE COMME UN FOU.**

– FREDDY MERCURY –

— CHAPITRE 6 —

# QUE LE VRAI TRAVAIL COMMENCE !

Pour changer un peu des explications, tant techniques et scientifiques que stimulantes et encourageantes, qui précèdent, je vous propose ici une approche plus pragmatique et plus concrète. Vous connaissez le principe : nous allons disposer sur deux colonnes, d'un côté les aliments que vous pourrez manger, et de l'autre, ceux que vous devrez vous abstenir de consommer.

Les aliments que vous allez supprimer de votre régime – que ce soit temporairement ou définitivement – figurent dans la colonne des produits *interdits*.

## LA LISTE

### LES FRUITS

Les micro-organismes présents dans votre estomac raffolent des fruits, qui constituent une excellente source de glucides. Par conséquent, je vous recommande d'en consommer en très grande quantité. Habituez-vous à leur bon goût sucré !

| INTERDITS | AUTORISÉS |
|---|---|
| • Les agrumes : citrons, oranges, pamplemousses, à cause des salicylates qu'ils contiennent. Ces fruits retrouveront assurément une place dans votre alimentation au terme du premier cycle de dix jours !<br>• Les fruits secs, car ils contiennent souvent trop de sucres ajoutés. | • Tous les autres types de fruits frais.<br>• Les fruits surgelés. |

### LES LÉGUMES

À la fin du chapitre précédent se trouve un tableau dans lequel les fruits et légumes sont classés par couleur. Ce tableau contient également des informations sur les effets que produisent les aliments sur notre santé. Les fruits et légumes très colorés étant les plus riches en substances nutritives, prenez l'habitude de consommer chaque jour la plus grande quantité possible d'aliments aux couleurs de l'arc-en-ciel !

| INTERDITS | AUTORISÉS |
| --- | --- |
| • Les tomates, les aubergines, les pommes de terre et les différentes variétés de piments et poivrons, soit essentiellement les légumes de la famille des solanacées. La pomme de terre étant presque entièrement composée d'amidon, nous la mettons de côté en raison de son indice glycémique élevé !<br>• Les champignons ont certes leur place dans une alimentation saine et équilibrée, mais nous les écartons à ce stade-ci, car ils entraînent une prolifération excessive de champignons intestinaux. | • Tous les autres légumes frais ou surgelés, qu'ils soient consommés crus ou après avoir été étuvés, grillés, rôtis ou cuisinés au wok. La cuisson à la vapeur permet de garder intactes la plupart de leurs vitamines. Je vous ai déjà longuement conseillé d'éviter qu'une croûte brunâtre se forme sur les aliments : dispensez-vous par conséquent de les faire cuire sur le gril ou à la poêle. |

## LES CÉRÉALES

Les céréales se composent principalement d'amidon. Il s'agit en réalité de molécules de sucre liées entre elles ; compte tenu du fait qu'elles se séparent facilement, elles sont à l'origine de taux élevés d'insuline dans le sang. Préférez les céréales en grains entiers aux céréales moulues. En effet, les substances les plus nutritives se trouvent souvent dans le germe des grains de céréales. C'est notamment le cas des acides aminés essentiels, de la vitamine E et du magnésium.

| INTERDITS | AUTORISÉS |
| --- | --- |
| • Le blé, le maïs, l'orge, l'épeautre, le blé « Kamut », le seigle, les flocons d'avoine (!), le riz blanc. En cas de doute, vérifiez sur l'emballage si la céréale de votre choix contient du gluten. Dans l'affirmative, renoncez à l'acheter. | • Le riz complet, le quinoa, le millet, le chanvre alimentaire, le teff, le sarrasin, les graines de lin. |

## LES LÉGUMINEUSES

Tiens donc! Les lentilles, les pois chiches, les haricots blancs, etc. regorgent d'oligo-éléments et sont souvent très riches en protéines. Dans le cadre du présent programme nutritionnel, les légumineuses occuperont une place de choix dans votre alimentation. Peut-être ressentirez-vous une sensation désagréable de ballonnement au début, mais celle-ci devrait disparaître une fois que votre corps s'y sera habitué.

## LES FRUITS SECS ET LES GRAINES

Les fruits à coque et les graines comestibles ne font l'objet d'aucune restriction, la seule réserve est que leur teneur en calories est très élevée. Une poignée par jour suffit amplement. Méfiez-vous toutefois des mélanges tout préparés vendus dans le commerce. Ils contiennent souvent beaucoup de sucres ajoutés, voire des raisins secs ou d'autres fruits séchés.

## LES VIANDES ET LES POISSONS

| INTERDITS | AUTORISÉS |
|---|---|
| • Les gros poissons. La raison en est qu'ils se situent au sommet de la chaîne alimentaire. Les océans n'étant malheureusement pas toujours très propres, plus un animal est gros et plus il a été contaminé par la pollution du milieu marin. Nous avons également mis les crustacés et fruits de mer de côté pour l'instant, car de nombreuses personnes y sont allergiques.<br>• Les viandes rouges. Je vous ai expliqué au chapitre précédent qu'elles favorisent l'apparition de réactions inflammatoires.<br>• Les charcuteries, à cause des additifs qu'elles contiennent.<br>• Le poulet et le porc : à supprimer les dix premiers jours.<br>• Les œufs : à mettre de côté, car ils jouent un rôle important dans l'apparition des intolérances et des allergies.<br>• Les substituts de viande. | • Les petits poissons : le maquereau et les sardines. Les poissons en conserve font aussi bien l'affaire, à condition qu'ils soient au naturel. Le saumon et la plie sont aussi autorisés.<br>• La dinde, l'agneau, le gibier. |

## LES PRODUITS LAITIERS

| INTERDITS | PERMIS |
|---|---|
| • Le lait, le fromage, la crème, le yaourt, le beurre, le fromage blanc, les glaces. | • Les boissons végétales non sucrées, comme le lait de coco, d'amandes, la boisson de riz, d'avoine etc. |

### LES MATIÈRES GRASSES

| INTERDITS | AUTORISÉS |
| --- | --- |
| • La margarine, le beurre, les acides gras trans, les graisses alimentaires, l'huile hydrogénée (saine en apparence, elle contient en réalité des acides gras trans).<br>• L'huile de tournesol. | • L'huile d'olive pressée à froid, l'huile de lin, l'huile d'avocat, l'huile de noix de coco.<br>• Le ghee (beurre clarifié), à condition de provenir de vaches élevées dans les prés. |

### LES BOISSONS

| INTERDITS | AUTORISÉS |
| --- | --- |
| • Les boissons alcoolisées.<br>• Les boissons contenant de la caféine (telles que le café, le thé noir ou le thé vert).<br>• Les boissons gazeuses. | • L'eau et les tisanes. Les thés verts et noirs sont des boissons saines, mais ils doivent être évités dans un premier temps, car ils contiennent de la caféine.<br>• Les smoothies faits maison. Vous trouverez quelques idées de recettes à la fin du chapitre 8 ! |

## LES ASSAISONNEMENTS ET LES GARNITURES

| INTERDITS | AUTORISÉS |
|---|---|
| • La sauce au chocolat.<br>• Le ketchup, la moutarde, les vinaigrettes, la mayonnaise, la relish, les chutneys et les diverses sauces prêtes à l'emploi telles que la sauce barbecue, la sauce andalouse, etc. | • Le sel et le poivre.<br>• Les épices et herbes aromatiques, fraîches ou séchées, telles que le gingembre, le curcuma, l'aneth, l'ail, le cumin, l'origan, le romarin, le thym, le persil, etc. Utilisez-les en abondance, car bon nombre d'entre elles ont des propriétés anti-inflammatoires ! |

## LES ÉDULCORANTS

| INTERDITS | AUTORISÉS |
|---|---|
| • Le sucre blanc et le sucre roux, le sucre de canne, le sirop de maïs à haute teneur en fructose (SMHTF), le sucre candi, etc. Quel que soit le nom qu'il porte, le sucre est carrément interdit !<br>• Le miel, le sirop d'érable, le sirop d'agave, le sirop de maïs, la mélasse, etc.<br>• Les desserts. | • S'il vous faut absolument un édulcorant, optez pour la stévia verte. |

## LA LISTE – PHASE 1

| | PERMIS | INTERDITS |
|---|---|---|
| FRUITS | 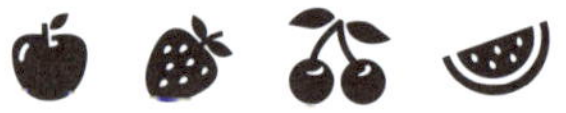 | 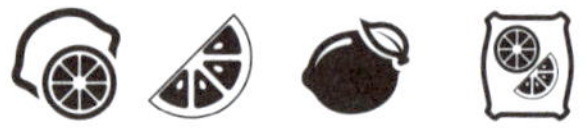 |
| LÉGUMES | 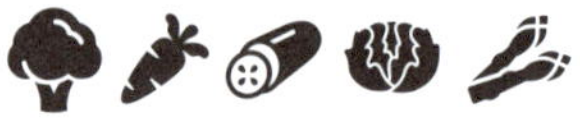 |  |
| CÉRÉALES | 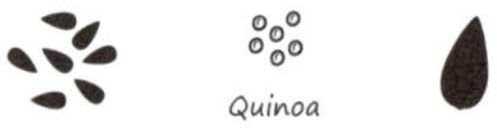  | 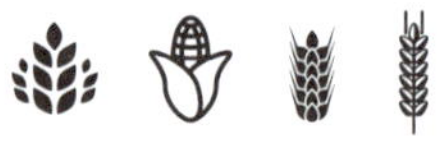 |
| LÉGUMINEUSES |  SANS RESTRICTION |  |
| FRUITS SECS ET GRAINES | 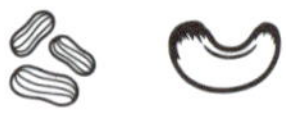 SANS RESTRICTION |  |
| VIANDES ET POISSONS |  | 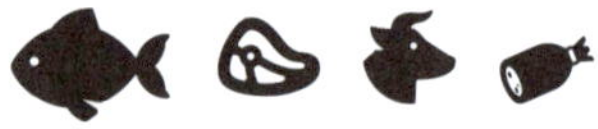 |
| PRODUITS LAITIERS | 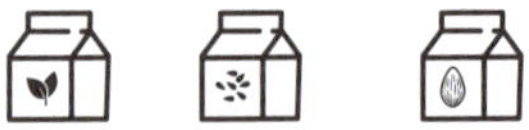 | 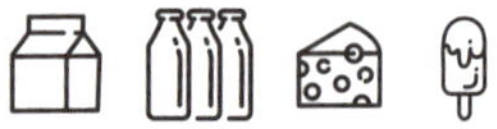 |
| MATIÈRES GRASSES | 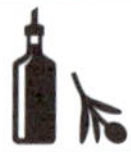 | 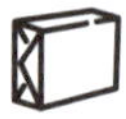 |
| BOISSONS | 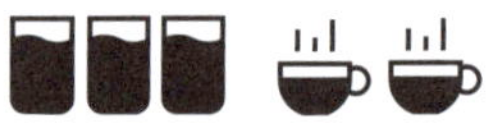 |  |
| ASSAISONNEMENTS ET GARNITURES | 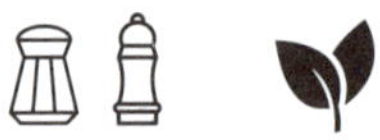 | 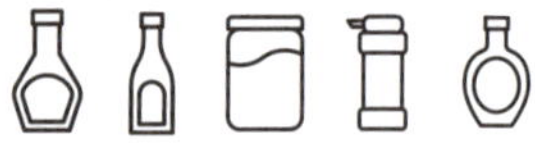 |
| ÉDULCORANTS | STÉVIA VERTE UNIQUEMENT | 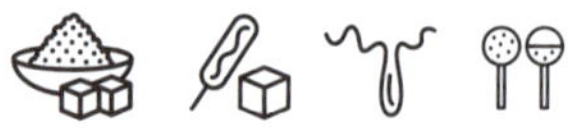 |

### LES LEVURES ET LES MOISISSURES

Il convient d'éviter les levures et les moisissures dans la phase initiale de ce programme, car elles sont souvent à l'origine des toxines dissimulées dans l'organisme. Ces champignons microscopiques sont friands de sucre, de sorte que, lorsqu'elles sont combinées à une grande quantité de sucre, les moisissures alimentaires peuvent entraîner une prolifération bactérienne intestinale. C'est pourquoi les champignons, le café, les fromages et les fruits séchés sont exclus du présent régime alimentaire, même s'ils ne sont pas mauvais en soi pour la santé.

### LES COMPLÉMENTS ALIMENTAIRES

De nombreux régimes, y compris les cures de détoxification, recommandent de suppléer à une alimentation déficiente par des compléments alimentaires. Ce n'est pas mon cas – ou alors, il convient de le faire avec retenue –, car je considère par principe ce type de produits comme superflus dès lors que l'on adopte un régime alimentaire sain et varié. Si la prise de suppléments vitaminiques permet d'enrichir une alimentation équilibrée, ceux-ci ne sauraient en aucun cas constituer une panacée susceptible de résoudre tous nos problèmes de santé. Il n'y a en effet rien de plus ridicule que de se nourrir de mets prêts-à-manger et d'avaler ensuite de l'huile de poisson en capsule en guise de source d'oméga-3 !

En revanche, si votre organisme ne parvient pas à assimiler correctement certaines substances, je veux bien vous prescrire exceptionnellement deux types de vitamines :

- Si vous consommez en quantité et en variété suffisantes les divers aliments présentés dans le tableau où je les ai classés par couleur, vous devriez en principe être en mesure de répondre à tous les besoins de votre organisme. Mais peut-être souffrez-vous d'une carence en vitamine B12 due au déficit de l'enzyme nécessaire à son absorption ? Seule une analyse sanguine vous permettra de le savoir avec certitude.

- De même, certaines personnes pourraient bénéficier d'un supplément de vitamine D. Comme le temps est souvent incertain dans certains coins du pays où l'indice UV n'est pas très élevé et compte tenu du fait que nous restons la plupart du temps enfermés à l'intérieur d'un bâtiment, il n'est pas rare que surviennent des carences en vitamine D. Mais ne vous contentez pas de prendre des suppléments : mesurer, c'est savoir !

## CONSEILS PRATIQUES

Il se peut que vous vous sentiez moins bien les premiers jours. Il y a de fortes chances pour que ce soit notamment le cas si vous avez eu tendance, depuis quelques années, à vous laisser aller et à négliger de surveiller votre alimentation. Vous pourriez même avoir la tentation de me jeter un sort les premiers jours de la phase d'élimination, car votre corps sera le premier à protester. Comme il sera en cure de désintoxication, il pourrait en résulter divers désagréments tels que mauvaise haleine, constipation, grippe, sensation de faim, fatigue, maux de tête, mauvaise humeur, démangeaisons, nausées, odeurs corporelles, insomnies, ballonnements, etc. Ce n'est certes pas une bonne publicité pour ma Liste, j'en conviens, mais il importe que les choses soient claires dès le départ. Nous ne pouvons espérer éliminer les causes des inflammations ou en atténuer les effets que si nous remplaçons les substances nocives par des produits alimentaires sains. Cette cure comporte pourtant d'importants avantages : votre corps sera en pleine mutation, ses transformations internes seront considérables et le pire sera derrière vous au bout de trois jours.

- Les légumes sont bons pour la santé, car ils contiennent beaucoup de protéines, de fibres et de minéraux. Mais si vous n'avez pas l'habitude de consommer beaucoup de légumes, augmentez-en progressivement la quantité. Pas la peine d'exagérer, sinon vos intestins vont se mettre à rouspéter !

- Rincez abondamment tout ce que vous mangez, y compris les légumes en conserve, car nul ne sait réellement quels résidus d'herbicides, de pesticides ou d'agents de conservation restent présents sur nos aliments…

- Buvez beaucoup d'eau, de manière à ce que votre circulation sanguine s'en trouve améliorée et que vos reins soient bien irrigués. Plus vous boirez d'eau, plus vite votre corps se débarrassera de ses toxines !

- Si vous aviez l'habitude de consommer beaucoup de glucides et de sucres, votre glycémie baissera au début. Dans le même temps, vous aurez des fringales. Dans ce cas, évitez d'être trop sévère avec vous-même : mangez des fruits ! De telles fringales sont en grande partie d'ordre psychologique : elles peuvent souvent s'expliquer par le fait que vous avez une envie irrésistible de sucreries !

- Versez de l'huile sur vos légumes ou mariez les fruits frais avec des fruits à coque. Le fait de combiner différentes catégories d'aliments procure rapidement un sentiment de satiété durable.

Le problème le plus fréquent que pose un régime d'élimination a trait généralement à la modification des selles. Le résultat final sera largement tributaire des habitudes alimentaires que chaque personne avait avant le début de ce programme de nutrition. Chez certains, par exemple, l'apport en fibres augmentera. L'ampleur des changements survenus variera cependant d'une personne à l'autre, car, en définitive, tout dépend du transit intestinal de chacun. Au début, vous pourriez souffrir de constipation, mais cela ne devrait pas durer bien longtemps. En principe, il convient de faire ses besoins au moins une fois par jour en moyenne, surtout à partir du troisième ou du quatrième jour. Mais il n'est pas nécessaire d'en faire une règle absolue.

| | | |
|---|---|---|
| Type 1 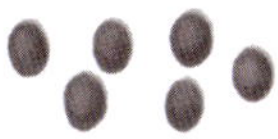 | Petites boulettes dures détachées les unes des autres | Constipation sévère |
| Type 2 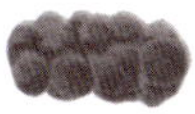 | Boulettes dures et grumeleuses en forme de saucisse | Constipation légère |
| Type 3 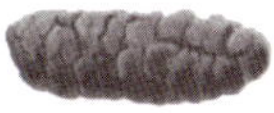 | Selles en forme de saucisse avec des petites fissures sur la surface | Selles normales |
| Type 4 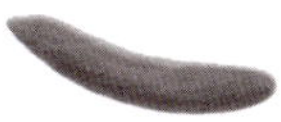 | Selles molles ou lisses en forme de saucisse ou de serpent | Selles normales |
| Type 5 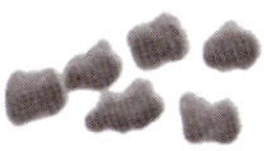 | Petits morceaux mous aux contours bien définis | Absence de fibres |
| Type 6 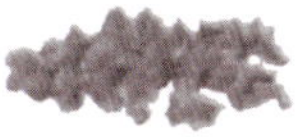 | Petits morceaux très mous aux contours irréguliers | Diarrhée légère |
| Type 7 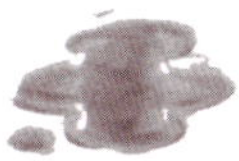 | Selles entièrement liquides ne comportant aucun morceau solide | Diarrhée sévère |

Ce qui compte, c'est d'aller aux toilettes à intervalles réguliers. Si vous n'y arrivez toujours pas au bout de quelques jours, ou si vous souffrez de douleurs abdominales inexplicables, n'hésitez pas à consulter votre médecin ! Permettez-moi d'être encore plus explicite.

L'illustration qui précède vous donnera une idée de l'aspect que peuvent prendre nos selles. Les types 3 et 4 constituent l'« objectif » à atteindre : voilà à quoi devraient ressembler des selles normales. Vous souvenez-vous que je vous ai demandé, au début de ce livre, de dresser votre bilan de santé ? Tel est le résultat auquel vous devez aboutir. Lorsque nos selles ont cette apparence, c'est un signe de bonne santé intestinale, car elles nous signalent que les bonnes bactéries y sont présentes. Au début, il se pourrait que vos selles aient un moins bel aspect, comme celles de type 1, voire de type 6 ou 7. Mais, au terme du premier cycle de dix jours, elles devraient être de type 3 ou 4, et vous devriez être en mesure d'aller aux toilettes régulièrement.

— CHAPITRE 7 —

# APRÈS LA PÉRIODE D'ÉLIMINATION

**VOUS NE POUVEZ PAS
CHANGER VOTRE FUTUR,
MAIS VOUS POUVEZ CHANGER
VOS HABITUDES
ET CELLES-CI
CHANGERONT
VOTRE FUTUR.**

— DR ABDUL KALAM —

Félicitations ! Vous avez survécu aux dix premiers jours de votre nouvelle vie. Que faire à présent ?

Il est inutile de faire faire une nouvelle analyse de sang pour le moment, mais vous pouvez déjà vérifier si vous vous sentez mieux et si vous souffrez moins de certains problèmes de santé en remplissant à nouveau le Questionnaire des Symptômes Médicaux.

Deux options s'offrent maintenant à vous. Soit, après dix jours d'élimination, vous allez jusqu'au bout de votre démarche et recommencez le cycle de dix jours. L'idéal consiste en effet à suivre deux fois de suite la même cure de détoxification.

Soit vous estimez qu'une seule fois suffit et, le cas échéant, une mise à jour de la Liste vous amènera à réintégrer progressivement certains aliments à votre régime. Procédez cependant par étapes, car la pire chose à faire serait de reprendre sur-le-champ vos anciennes habitudes ! Après tout, votre but ultime est de pouvoir bénéficier désormais d'une alimentation saine et parfaitement adaptée à votre corps et à votre mode de vie.

## PROCÉDEZ ÉTAPE PAR ÉTAPE

Le but visé n'est pas de réintroduire sans délai dans votre régime tous les aliments qui ont été mis de côté. Pour savoir quels effets certains aliments peuvent avoir sur votre santé, incorporez un seul élément nutritif à la fois et observez ce qui se passe au bout de quelques jours. La prudence reste de mise, car si le lien entre un produit alimentaire et certains troubles est parfois évident, ce n'est pas toujours le cas.

Par conséquent, la démarche à adopter consiste à se contenter d'ingérer de nouveau une seule denrée à la fois. Mangez un aliment et attendez de voir quelle est la réaction de votre corps. L'ordre dans lequel cette réintroduction a lieu importe peu, de sorte que vous êtes libre de procéder comme bon vous semble. Certains choisiront de n'ajouter du blé qu'à la toute fin de ce processus, d'autres auront peut-être déjà envie d'un morceau de pain... Évitez simplement de tout mélanger ! Ce chapitre comporte deux listes, l'une contenant les aliments que vous pourrez manger dans une première phase de réintroduction, l'autre, les aliments ne devant être consommés qu'au cours de la deuxième phase. Je vous suggère de vous limiter à un seul aliment par semaine.

## COMMENT CONVIENT-IL DE PROCÉDER ?

Supposons que vous souhaitiez recommencer à manger du bœuf. Ajoutez un peu de viande à votre menu du jour et continuez d'appliquer le même programme nutritionnel que pendant la phase d'élimination. Évitez les abus et ne consommez qu'un seul repas de viande pendant les deux premiers jours.

Assurez-vous que les aliments que vous avez choisis ont subi un minimum de transformation. Si vous optez pour du salami ou pour toute autre préparation à base de viande, vous ne serez plus en mesure de gérer la situation, car ces produits contiennent des additifs. Rappelez-vous que nous sommes conçus de manière à ce que notre alimentation soit aussi naturelle que possible. Comme j'ai déjà eu l'occasion de le mentionner, aucun produit emballé ou contenant plus de cinq ingrédients n'est pas vraiment bénéfique pour la santé. Nous faisons partie de la Nature et c'est la Nature qui doit pourvoir tout naturellement à nos besoins alimentaires.

Utilisez le tableau qui se trouve page suivante pour suivre l'évolution de vos symptômes. À l'aide de la liste figurant sur le Questionnaire des Symptômes Médicaux, vérifiez quels étaient vos symptômes antérieurement à ce régime, et, avant que ne débute la phase de réintroduction, attribuez une note sur 10 à vos symptômes actuels. Si, par exemple, vous souffriez de problèmes intestinaux, de maux de tête ou de douleurs articulaires au début de ce programme nutritionnel et que ces symptômes se sont atténués au cours des dix derniers jours, voyez ce qui se passe après que vous aurez consommé à nouveau un aliment, en l'occurrence du bœuf. Observez vos symptômes ; il est courant de voir apparaître des réactions telles que constipation, fatigue, voire anxiété ou dépression. Si aucun changement significatif ne se produit après deux jours, vous pouvez en déduire que vous tolérez et digérez bien ce type de nourriture et que la cause de vos symptômes est sans rapport direct avec la consommation de l'aliment en question. Rien ne vous empêche dès lors de l'inclure à nouveau dans votre régime alimentaire. Assurez-vous toutefois de respecter ces trois règles de base : variété, fraîcheur et modération en tout !

Réintroduisez un seul aliment à la fois dans votre menu. Mangez-en à 2 ou 3 reprises au cours d'une même journée, puis cessez de le consommer. Attendez 48 heures pour voir comment votre corps réagit. Surveillez de près ses réactions et notez vos symptômes dans le tableau qui suit. Si rien ne se produit, vous pourrez conserver cet aliment dans votre régime et passer à la réintroduction de l'aliment suivant. En cas de doute, refaites ce petit test.

| | JOUR 1 | JOUR 2 | JOUR 3 | JOUR 4 |
|---|---|---|---|---|
| Heure | | | | |
| Aliment | | | | |
| Digestion/Fonction intestinale | | | | |
| Douleurs articulaires/musculaires | | | | |
| Maux de tête/Sensation de compression | | | | |
| Occlusion nasale | | | | |
| Essoufflement | | | | |
| Fonctionnement des reins et de la vessie | | | | |
| Peau | | | | |
| Niveau d'énergie | | | | |
| Sommeil | | | | |
| Autres symptômes | | | | |

Procédez étape par étape. Si vous constatez qu'un aliment génère des symptômes, renoncez à le consommer. Attendez que les symptômes aient complètement disparu, puis passez à l'aliment suivant. Si vous avez de la difficulté à savoir si une réaction donnée est causée ou non par une substance en particulier, renouvelez simplement l'expérience. Arrêtez d'en manger pendant quelques semaines, puis réintroduisez-la dans votre alimentation pour voir si les symptômes réapparaissent. Il vaut toutefois mieux éviter de consommer l'aliment en question pendant trois à six mois. Vous pourrez ainsi déterminer avec précision quel est l'élément déclencheur à l'œuvre. Si vous avez toujours une réaction après cette période, c'est que vous souffrez probablement d'une véritable allergie alimentaire. N'hésitez pas à consulter votre médecin à ce sujet.

Dans un premier temps, il serait préférable de manger un aliment auquel votre corps réagit bien, mais en ne le réintégrant dans votre régime que tous les trois ou quatre jours. Il ne s'agit pas d'une science exacte, bien sûr, mais il est bien connu que plus l'exposition à une même substance nutritive est importante, plus le système immunitaire se met en branle rapidement, comme je l'ai expliqué au chapitre 4.

Si vous ne vous en sortez toujours pas et que vous présentez des symptômes que vous ne parvenez pas à associer à un aliment en particulier, consultez un nutritionniste ou un médecin au fait des régimes d'élimination.

Il va de soi que vous devez réintroduire dans votre régime uniquement des denrées de qualité, non transformées et non contaminées, car l'objectif poursuivi reste de tendre vers une alimentation plus saine. De toute façon, vous n'avez pas intérêt à consommer des confiseries et des aliments trafiqués, bourrés d'acides gras trans et d'agents de conservation ! Cependant, si vous ne pouvez résister à la tentation, faites-vous plaisir… mais avec modération !

## MESURER, C'EST SAVOIR

Il est recommandé de remplir à nouveau le Questionnaire des Symptômes Médicaux après un ou plusieurs cycles de dix jours et de comparer les résultats. Le tableau récapitulatif précédent vous facilitera la tâche. Vous serez ainsi en mesure de visualiser les changements survenus. Je suis persuadé que votre score sera moins élevé qu'avant. Si ce n'est pas le cas, parlez-en à un médecin ou à un nutritionniste. Pour une réduction encore plus importante des symptômes, il convient de répéter le cycle.

Vous trouverez ci-dessous un programme de réintroduction alimentaire réparti sur quelques semaines. Il vous aidera à profiter au maximum des bienfaits de cette cure de détoxification. Vous verrez tout d'abord que nous allons renoncer définitivement à un certain nombre d'aliments. C'est très simple : puisqu'ils sont dangereux pour la santé, il vaut mieux les classer dès maintenant dans la catégorie des « poisons ». Ces substances inutiles détruisent notre organisme et engendrent une forme d'accoutumance, quoi qu'en disent les messages publicitaires.

**Les aliments que vous devez absolument éviter :**

- Sans la moindre hésitation !
  - Le sirop de maïs à haute teneur en fructose (SMHTF)
  - Les acides gras trans
  - Les aliments transformés et les mets prêts-à-manger servis dans les établissements de restauration rapide
  - Les édulcorants artificiels
  - Les colorants, exhausteurs de goût et agents de conservation

- Par ailleurs, si vous souffrez d'une intolérance alimentaire avérée, vous pourriez être dans l'obligation de renoncer à certains aliments.

- En ce qui concerne les aliments que vous souhaitez réintégrer dans votre régime alimentaire, choisissez des produits sains qui ne contiennent ni sucres ni agents de conservation.

Permettez-moi de vous rappeler que le processus de réintroduction prend du temps. Plus il est lent, mieux c'est. Vous serez ainsi en mesure de détecter plus facilement vos différents symptômes, tout en laissant à votre corps le temps de s'adapter à la nouvelle situation. L'une des raisons pour lesquelles la plupart des gens reprennent du poids au terme d'un régime amaigrissant réside dans le fait que le changement de comportement adopté est passager et que le corps se réjouit de pouvoir enfin manger à nouveau à satiété. Par conséquent, la solution à ce problème consiste à constituer des réserves d'énergie destinées à tromper la faim…

**Ce que vous allez effectivement manger :**

- Davantage de fruits frais (à l'exception des agrumes, des ananas et des fruits séchés).
- Davantage de crudités. Privilégiez les artichauts, les avocats et les olives.
- De l'agneau et du bœuf biologiques, mais en limitant au maximum la quantité de protéines animales et en étant attentif à la taille des portions.
- Des céréales : utilisez des variétés de céréales peu allergènes comme le quinoa, le sarrasin et le millet.
- Des légumes à feuilles. Continuez d'en manger, car ils doivent représenter la majeure partie de vos aliments. Pour vous approvisionner en protéines, choisissez des légumes plus lourds comme les haricots, les petits pois, les pois chiches, les lentilles et le riz.
- Des huiles saines (huiles de noix, de graines de lin).
- Des épices et des herbes aromatiques : assaisonnez vos mets en y ajoutant de l'ail, du gingembre, du curry, du romarin, de la coriandre, etc. Vous pouvez utiliser, à votre convenance, toutes les herbes connues.

**À ajouter progressivement :**

- Les produits à base de maïs
- Les cacahuètes
- Les solanacées : tomates, aubergines, poivrons, pommes de terre, etc.
- Les agrumes
- Les produits à base de levure (vin, vinaigre, pain)
- Les œufs
- Les produits contenant du gluten
- Les produits laitiers
- Le café et l'alcool

## QU'ADVIENT-IL DE L'ALCOOL ET DE LA CAFÉINE ?

Je ne vais évidemment pas vous obliger à réinsérer l'alcool et le café dans votre régime, mais, si tel est votre désir, faites-le avec modération. Sachez qu'il s'agit en réalité de « produits pharmaceutiques » ayant un effet bien précis sur l'organisme. Leur consommation régulière a une forte incidence sur les différents systèmes et organes du corps, notamment sur les hormones du stress et sur le fonctionnement du cerveau et du foie. Il est préférable de limiter votre consommation d'alcool à un à trois verres par semaine. Si vous êtes sensible aux levures ou au gluten, il vaut mieux éviter la bière.

## MAINTENANT, C'EST À VOUS DE JOUER !

Qu'attendez-vous pour commencer !? Je vous ai fourni un maximum d'informations destinées à vous permettre de mieux comprendre les effets de l'alimentation sur notre organisme. Tâchez à présent de mettre ces connaissances en pratique, afin de vous rendre compte par vous-même des bienfaits que la nourriture peut nous apporter.

Grâce à une alimentation saine, nous pouvons bénéficier d'une meilleure qualité de vie, avoir plus d'énergie et prévenir les maladies chroniques. Vous aurez peut-être l'impression que je vous ai enlevé quelque chose, mais je considère plutôt que je vous ai offert un cadeau : au terme de cette aventure, vous retrouverez santé et joie de vivre !

Vous vous êtes rendu un précieux service en vous procurant *La Liste*. Vous pouvez vous vanter d'avoir ainsi acquis de nouvelles connaissances sur votre organisme et d'avoir découvert par la même occasion une stratégie qui vous aidera à jouir d'une excellente santé tout au long de votre existence. Je conclurai en soumettant à votre attention cinq nouveaux préceptes nutritionnels, que je vous laisserai ensuite le soin de mettre en pratique. Ceux-ci résument à eux seuls tout le livre. J'ose espérer que vous connaissez désormais les règles de base d'une alimentation saine et équilibrée. En appliquant quelques principes simples, vous serez en mesure de préparer des recettes et de composer des menus qu'il vous sera possible de varier presque à l'infini. En plus de déguster des mets savoureux, vous apporterez à votre corps les éléments nutritifs dont il a besoin. Vous trouverez dans les pages qui suivent quelques suggestions de recettes qui sauront vous inspirer en ce sens. N'hésitez pas à faire bénéficier les autres de vos recettes ou de vos expériences, tant sur la toile que dans la vraie vie. Pourquoi ne pas créer le hashtag #laliste, par exemple ?..

1. Mangez des aliments riches en glucides de bonne qualité (légumes, fruits, haricots et céréales complètes).

2 Mangez des aliments riches en protéines de bonne qualité (poisson, soja, fruits à coque et graines, œufs et viande blanche maigre comme du poulet ou de la dinde).

3. Mangez des aliments riches en matières grasses de bonne qualité (poisson, fruits secs et graines comestibles, huiles d'olive ou de noix, avocats, etc.).

4. Évitez les aliments contenant des pesticides, des herbicides, des hormones ou des antibiotiques.

5. Mangez des aliments naturels, biologiques et ayant subi le moins possible de transformations, et savourez-les !

UNE RECETTE EN SOI
N'A PAS D'ÂME.
EN TANT QUE CUISINIER,
VOUS DEVEZ APPORTER
SON SUPPLÉMENT D'ÂME
À CHACUNE D'ELLES.

— THOMAS KELLER, CHEF CUISINIER —

— CHAPITRE 8 —

# LES RECETTES

## AVANT DE PASSER AUX CHOSES SÉRIEUSES...

Avant de pouvoir commencer à cuisiner, vous devrez impérativement remplir votre armoire à provisions. Il est possible que certains des ingrédients figurant dans la liste d'achat qui suit vous semblent moins familiers que d'autres. Faites néanmoins le plein de ces produits, car, au terme du premier cycle de dix jours, ils feront partie intégrante de votre nouveau régime alimentaire!

Vous trouverez sûrement tout ce dont vous aurez besoin dans un magasin d'aliments naturels ou bios, quoique, de nos jours, de plus en plus de supermarchés proposent également un large éventail de ce type de produits.

Vous vous demandez peut-être: « Est-ce que ce médecin sait aussi cuisiner? » Honnêtement, non! Mais j'apprends et, avec l'aide d'Anouk, ma conseillère en santé, j'ai réussi à mettre au point des recettes qui sont toutes relativement faciles à faire. Tout le mérite lui revient! Et si nous commencions, maintenant?

## LA LISTE D'ACHATS

- Huile de noix de coco
- Ghee
- Quinoa
- Farine de quinoa
- Yaourt au lait d'amande et au lait de coco
- Fruits secs et graines comestibles
- Amandes effilées
- Épices et herbes aromatiques séchées : curcuma, ras el-hanout, safran, curry, cannelle, origan, romarin, cumin
- Huile d'avocat
- Tahini (crème de sésame)
- Farine de noix de coco
- Farine d'amande
- Flocons de levure
- Vinaigre de cidre de pomme
- Noix de coco râpée et flocons de noix de coco
- Sauce soja
- Stévia liquide (facultatif)
- Boisson végétale : boisson de riz, lait d'amande, boisson au soja
- Dessert crémeux végétal à l'amande ou à la noix de cajou
- Boîtes de lait de coco
- Graines de sarrasin
- Extrait de vanille
- Fécule d'arrow-root
- Chlorelle en poudre (facultatif)
- Bicarbonate de soude
- Cacao en poudre brut, non sucré

## LE MATÉRIEL

- **Mixeur**

- **Robot ménager :** il est certes pratique de préparer du pesto et du houmous dans un robot ménager, mais vous pouvez aussi utiliser un mixeur plongeant et un gobelet mélangeur pour ce faire.

- **Spiraliseur :** sert principalement à faire des courgetti (spaghettis de courgettes), mais permet également de couper toutes sortes de légumes en rubans. Idéal pour préparer des salades ! Existe en modèles manuels pour petits budgets.

## LES MENUS POUR DIX JOURS

### JOUR 1

- Granola aux fruits secs et aux graines
- Salade de quinoa avec vinaigrette aux herbes
- Parmentier d'agneau aux patates douces

### JOUR 2

- Pudding de chia à la mangue et à la banane
- Salade de lentilles
- Wraps de quinoa à la dinde et mayonnaise végane

### JOUR 3

- Granola aux fruits secs et aux graines
- Crackers maison avec saumon fumé et houmous de betterave
- Saumon aux légumes grillés et au ras el-hanout

### JOUR 4

- Mousse au chocolat végétalienne
- Salade de brocolis au maquereau
- Risotto au quinoa aux asperges vertes et au saumon fumé

### JOUR 5

- Granola aux fruits secs et aux graines
- Salade de concombre et de mangue
- Courgettes à la sauce cajou-basilic et aux carottes

### JOUR 6

- Crumble pommes, poires, myrtilles
- Velouté de panais et de topinambours accompagné de crackers maison
- Curry de dinde

### JOUR 7

- Granola aux fruits secs et aux graines
- Salade de sarrasin aux courgettes et au pesto végétalien
- Courgetti aux boulettes d'agneau, sauce au chou-fleur

### JOUR 8

- Porridge de sarrasin au kiwi et à la noix de coco
- Salade de courge rôtie avec graines de grenade
- Côtelettes d'agneau avec purée de panais et de carottes

### JOUR 9

- Granola aux fruits secs et aux graines
- Couscous de chou-fleur aux olives et aux amandes effilées
- Plie au chou pointu sauté, à la sauce verte aux câpres

### JOUR 10

- Pain aux bananes végétalien
- Salade de fenouil aux radis et aux figues
- Pizza santé

# JOUR 1

## PETIT DÉJEUNER

### *GRANOLA AUX FRUITS SECS ET AUX GRAINES*

#### INGRÉDIENTS

***Fruits secs :***

- 50 g d'amandes
- 50 g de noisettes
- 50 g de noix de pécan
- 50 g de noix de cajou

***Graines :***

- 50 g de graines de citrouille
- 50 g de graines de chia
- 50 g de graines de sésame
- 50 g de graines de tournesol
- 50 g de graines de lin

Vous pouvez utiliser d'autres variétés de fruits à coque et de graines comestibles, mais dans des proportions égales et en respectant bien les quantités globales.

- 50 g de flocons de noix de coco, grillés (de préférence à la noix de coco râpée)
- 50 g d'amandes effilées
- 1 c. à soupe de cannelle ou d'épices à pain d'épices
- 3 c. à soupe d'huile de coco fondue
- Une pincée de sel

#### PRÉPARATION

» Préchauffez le four à 150 °C. Faites fondre l'huile de coco à feu doux.

» À l'aide d'un couteau, hachez grossièrement les fruits secs. N'hésitez pas à mettre des amandes et des noix entières dans votre granola, il n'en sera que plus appétissant ! Ajoutez les différentes graines, la cannelle, le sel et l'huile de coco. Mélangez tous les ingrédients dans un grand bol.

» Étalez le mélange sur une plaque de cuisson recouverte de papier de cuisson et faites-le cuire au four pendant 15 minutes ou plus, jusqu'à ce qu'il soit légèrement doré et croustillant (mais pas brûlé !) Retournez de temps en temps. Au bout de 15 minutes, ajoutez les flocons de noix de coco, les amandes effilées et laissez le granola au four pendant encore 5 minutes.

» Une fois qu'il est refroidi, il peut se conserver pendant des semaines dans un bocal en verre hermétiquement fermé. La première fois, il vous faudra consacrer un peu de temps à sa fabrication, mais le résultat en vaut la peine ! Ce granola vous permet en effet de préparer en un rien de temps un petit-déjeuner nourrissant que vous pourrez savourer tout au long de la semaine !

» Servez avec du yaourt au lait de coco ou au lait d'amande accompagné de fruits frais de votre choix (à l'exception des agrumes).

Au fait, saviez-vous qu'il existe une différence entre le yaourt au lait de coco ou au lait d'amande et le yaourt à la noix de coco ou aux amandes ? Par yaourt au lait de coco ou yaourt au lait d'amande, nous entendons le yaourt végétal fabriqué à partir de lait de coco ou de lait d'amande. De ce fait, ce ne sont pas des produits d'origine animale. On trouve ces yaourts dans les magasins d'aliments naturels, mais aussi de plus en plus souvent dans les supermarchés.

La cannelle qui accompagne ce petit déjeuner comporte l'avantage supplémentaire de stabiliser le taux de sucre dans le sang. C'est pourquoi il est toujours bon d'enrichir les petits-déjeuners, les desserts et les fruits avec une cuillerée à café de cannelle. En plus d'être bénéfique pour la santé, elle est également bonne au goût !

## *SALADE DE QUINOA AVEC VINAIGRETTE AUX HERBES*

### INGRÉDIENTS

- 200 g de quinoa
- 100 g de petits pois surgelés
- 2 carottes
- 1 avocat
- 2 betteraves (cuites)
- 1 gousse d'ail, écrasée
- 1 oignon rouge
- ¼ de chou rouge
- Une poignée de noix de cajou
- 120 g de yaourt au lait d'amande ou au lait de coco
- 1 c. à soupe d'huile d'olive
- 2 c. à soupe de vinaigre de vin blanc
- Bouillon de légumes
- Une poignée de coriandre et de persil frais

### PRÉPARATION

» Faites bouillir le quinoa dans de l'eau additionnée d'une cuillerée de bouillon en poudre (selon les instructions mentionnées sur l'emballage).

» Faites cuire les petits pois surgelés à l'eau ou à la vapeur jusqu'à ce qu'ils soient tendres.

» Épluchez et coupez en petits morceaux les carottes, l'avocat, les betteraves et l'oignon rouge. Coupez le chou rouge en lanières.

» **Préparez la vinaigrette :** mélangez le yaourt au lait d'amande (ou au lait de coco ou au lait de soja non sucré) avec la coriandre et le persil finement hachés. Ajoutez la gousse d'ail écrasée, 1 cuillerée à soupe d'huile d'olive et 2 cuillerées à soupe de vinaigre de vin blanc. Salez et poivrez.

» Mélangez le quinoa refroidi, les légumes, les noix de cajou et la vinaigrette et saupoudrez de coriandre et de persil frais.

## DÎNER

### PARMENTIER D'AGNEAU AUX PATATES DOUCES

#### INGRÉDIENTS

- 500 g de patates douces
- 2 carottes
- 1 brocoli, en petits bouquets
- 1 gousse d'ail
- 1 oignon
- 1 échalote
- 500 g d'agneau haché
- ½ c. à café de curry en poudre
- ½ c. à café de curcuma en poudre
- Poivre et sel
- Huile de coco ou ghee
- Huile d'olive
- Une poignée de noix de Grenoble

#### PRÉPARATION

» Pelez les patates douces, coupez-les en cubes et faites-les cuire à l'eau (ou à la vapeur) jusqu'à ce qu'elles soient tendres. Égouttez-les et réduisez-les en purée avec un filet d'huile d'olive (pour une purée plus onctueuse, utilisez un mixeur). Assaisonnez avec du poivre, du sel et une pincée de curry et de curcuma.

» Préchauffez le four à 200 °C.

» Émincez l'ail et l'oignon. Coupez les carottes en petits morceaux et le brocoli en petits bouquets. Faites revenir l'oignon et l'ail à la poêle dans un peu d'huile d'olive. Ajoutez les carottes et le brocoli. Laissez mijoter le tout pendant une dizaine de minutes, jusqu'à ce que les légumes soient *al dente*. Retirez les légumes de la poêle et réservez-les.

» Émincez l'échalote. Faites-la revenir à la poêle dans un peu d'huile de coco. Ajoutez la viande hachée et faites-la revenir jusqu'à ce qu'elle soit à point. Salez et poivrez à votre convenance. Ajoutez les légumes et laissez les saveurs se mélanger. Puis, à l'aide d'une cuillère, déposez le mélange de viande hachée et de légumes dans un plat de cuisson et recouvrez le tout d'une couche de purée de patates douces.

» À l'aide d'un couteau, hachez grossièrement les noix et saupoudrez-les sur la purée. Versez un peu d'huile de coco fondue sur la « croûte de noix » ainsi formée afin de la rendre encore plus savoureuse.

» Placez dans le four préchauffé pendant encore 10 à 15 minutes, jusqu'à ce que le dessus soit légèrement doré.

En plus de se substituer avantageusement au gratin de fromage, la croûte de noix est idéale pour les personnes souffrant d'une intolérance au lactose. Elle donnera à votre plat plus de saveur et de mordant, tout en l'enrichissant de matières grasses saines ! Vous pourrez bien sûr la remplacer par une couche de parmesan ou d'emmental râpé au terme des dix premiers jours.

Le ghee est le beurre clarifié provenant de vaches élevées dans les prés. Il constitue un excellent substitut au beurre. Il convient aux personnes souffrant d'une intolérance au lactose, puisque le lactose et la caséine en ont été retirés. Il possède – tout comme l'huile de coco, d'ailleurs – un point de fumée élevé, ce qui signifie qu'il ne dégage pas de substances nocives à des températures très élevées.

# JOUR 2

## PETIT DÉJEUNER

### *PUDDING DE CHIA À LA MANGUE ET À LA BANANE*

#### INGRÉDIENTS

- 1 grosse mangue mûre
- 1 banane mûre
- 1 boîte de lait de coco (400 ml) ou de toute autre boisson végétale
- 6 c. à soupe de graines de chia
- 1 c. à café de curcuma
- Un tour de moulin de poivre noir

#### PRÉPARATION

» Coupez la mangue et la banane en morceaux et mettez-les dans le mixeur. Ajoutez une boîte de lait de coco et mélangez jusqu'à l'obtention d'une crème onctueuse.

» Mettez le tout dans un bol et ajoutez les graines de chia, le curcuma et le poivre noir; laissez reposer quelques minutes. Mélangez bien à nouveau, puis laissez reposer au réfrigérateur pendant une nuit.

» Servez avec des fruits frais et des copeaux de noix de coco, ou agrémentez de votre granola maison.

Le pudding de chia se conserve au réfrigérateur pendant 3 à 4 jours. Si la faim vous tenaille entre les repas, il vous sera toujours possible d'en manger en guise de collation au cours de la semaine. Les graines de chia sont riches en fer (beaucoup plus que les épinards!), en fibres et en acides gras oméga 3, qui sont eux-mêmes très bons pour la santé. En plus de se préparer en un rien de temps, le pudding de chia vous rassasiera durablement, de sorte que vos « rages de sucre » iront en diminuant. Il est également idéal pour les personnes qui souhaitent perdre du poids.

Le curcuma est probablement mon épice préférée entre toutes! Les athlètes en consomment d'ailleurs beaucoup. Le curcuma est un vrai remède miracle: en plus de combattre l'inflammation et de détoxifier, il possède des propriétés antioxydantes. En le combinant avec du poivre noir (un tour de moulin à poivre suffit), on augmente considérablement son taux d'absorption!

## DÉJEUNER

### *SALADE DE LENTILLES*

#### INGRÉDIENTS

- 300 g de lentilles cuites
- 1 gros oignon
- 1 bulbe de fenouil
- 3 carottes
- 1 gousse d'ail
- 1 pomme à la chair sucrée
- Une poignée d'herbes fraîches au choix

#### PRÉPARATION

» Émincez l'oignon et l'ail, et coupez en petits morceaux le fenouil, la pomme et les carottes. Faites revenir l'oignon et l'ail jusqu'à ce qu'ils deviennent translucides, puis ajoutez le fenouil et les carottes. Salez et poivrez. Laissez mijoter pendant environ 5 minutes.

» Lorsque les légumes sont *al dente*, ajoutez les morceaux de pomme ainsi que les lentilles et mélangez bien (ajoutez un filet d'huile d'olive au besoin). Servez et saupoudrez d'herbes finement hachées.

Vous pouvez aussi mettre le fenouil et les carottes crus dans votre salade (c'est pratique si vous manquez de temps !). Sachez toutefois qu'elle sera un peu plus « sèche » et qu'il sera alors souhaitable de l'accompagner d'une vinaigrette (comme la vinaigrette aux herbes aromatiques qui figure dans la recette du jour 1, par exemple).

## DÎNER

### WRAPS DE QUINOA À LA DINDE ET MAYONNAISE VÉGANE

#### INGRÉDIENTS (POUR 4 WRAPS)

- 2 filets de dinde
- 2 poignées de feuilles de roquette
- 1 concombre
- 1 avocat
- Une poignée de basilic frais
- 180 g de farine de quinoa
- 300 ml de boisson végétale
- 100 ml d'eau pétillante
- Poivre et sel

***Pour la mayonnaise végane:***

- 200 ml d'huile d'avocat
- 100 ml de boisson au soja non sucrée (il est préférable de ne pas utiliser d'autre boisson végétale)
- 1 c. à soupe de vinaigre de pomme
- Une pincée de sel
- 1 c. à soupe de moutarde

#### PRÉPARATION

» **Préparez la mayonnaise:** versez la boisson au soja dans un grand bol, ajoutez la moutarde, le vinaigre, le sel et mélangez à la fourchette. Utilisez un mixeur plongeant pour émulsionner tout en ajoutant l'huile. Mixer jusqu'à ce que la sauce épaississe légèrement.

» Faites revenir les filets de dinde dans l'huile d'olive, puis coupez-les en lanières. Salez et poivrez. Coupez tous les autres ingrédients en petits morceaux. Mélangez la mayonnaise végane avec du basilic haché.

» **Préparez la pâte:** mélangez la boisson végétale avec la farine de quinoa et l'eau pétillante, puis salez et poivrez. Faites cuire des crêpes très fines dans une poêle chaude contenant un peu d'huile d'olive. Ne les retournez que lorsqu'elles sont bien dorées, sinon elles risquent de se déchirer.

» Tartinez les wraps avec la mayonnaise végane et garnissez-les avec les légumes de votre choix et les lanières de dinde.

Si vous avez des enfants, le moment est peut-être bien choisi pour les initier à votre nouveau mode de vie. Laissez-les préparer leurs propres wraps. Ils ne refuseront pas les mets qu'ils auront élaborés eux-mêmes! Et si vous faites une double portion de wraps, vous aurez du coup préparé un délicieux repas pour un jour prochain. Garnissez les wraps avec des restes de légumes et/ou quelques tranches de saumon fumé… Laissez libre cours à votre imagination!

# JOUR 3

## PETIT DÉJEUNER

### *GRANOLA AUX FRUITS SECS ET AUX GRAINES*

» Servez votre granola maison avec des restes de pudding de chia, ou accompagné tout simplement de délicieux morceaux de fruits frais.

## DÉJEUNER

### CRACKERS AUX FRUITS SECS MAISON AVEC SAUMON FUMÉ ET HOUMOUS DE BETTERAVE

#### INGRÉDIENTS

***Crackers maison :***

- 100 g de fruits à coque (amandes, noix de cajou, noix de Grenoble, noisettes, etc.)
- 100 g de graines (graines de citrouille, de tournesol, de chia, de lin, de sésame, etc.)
- 1 c. à soupe de graines de lin moulues, mélangées à 3 c. à soupe d'eau (laissez reposer jusqu'à ce qu'elles aient une consistance gélatineuse) ou 1 œuf au terme du premier cycle de 10 jours
- Une pincée de sel
- 1 c. à soupe d'huile de coco fondue
- Assaisonnement au choix : herbes italiennes curry, herbes de Provence, etc.

***Houmous de betterave :***

- 250 g de betteraves
- 80 g de pois chiches
- 1 gousse d'ail, émincée
- 2 c. à soupe de yaourt au lait de coco ou d'amande
- 2 c. à soupe de tahini
- 1 ou 2 c. à soupe de cumin
- 1 c. à soupe de vinaigre de vin blanc
- Poivre et sel
- Quelques tranches de saumon fumé (bio ou sauvage)

#### PRÉPARATION

***Crackers de graines sans gluten et sans œuf faits maison***

» Préchauffez le four à 180 °C.

» Mettez tous les fruits secs et la moitié des graines dans un robot ménager, ainsi que l'huile de coco fondue et le mélange de graines de lin. Mélangez soigneusement. Mettez le tout dans un grand bol et mélangez avec le reste des graines. Ajoutez du poivre, du sel et des épices à votre convenance.

» Mélangez le tout jusqu'à l'obtention d'une boule de pâte. Il est préférable d'avoir les mains mouillées pour ce faire. Posez la boule de pâte sur une feuille de papier de cuisson et mettez une autre feuille par-dessus, de manière à pouvoir étaler la pâte à l'aide d'un rouleau à pâtisserie. Roulez jusqu'à ce que la pâte ait une épaisseur de 3 mm. Retirez le papier de cuisson qui se trouve sur le dessus et coupez la pâte en rectangles (pour pouvoir les séparer facilement par la suite).

» Placez le papier de cuisson recouvert de la pâte découpée au milieu du four et faites cuire pendant environ 15 minutes, jusqu'à ce que les crackers soient légèrement dorés.

Préparez une double portion de crackers (ils pourront accompagner le velouté de panais et de topinambours le sixième jour). Conservez-les dans un bocal en verre hermétiquement fermé. Peut-être avez-vous remarqué que nous ajoutons souvent de l'oignon et de l'ail à nos plats. C'est que tous deux contiennent énormément de substances nutritives riches en soufre, et que le soufre est un minéral qui joue un rôle important, notamment dans la production d'énergie et d'insuline. Une raison supplémentaire de les intégrer à votre menu sur une base régulière !

***Houmous de betterave***

» Faites tremper les pois chiches toute la nuit, puis égouttez-les. Immergez-les dans une grande casserole remplie d'eau et portez à ébullition. Faites cuire pendant une heure jusqu'à ce qu'ils soient tendres, puis égouttez-les et laissez-les refroidir.

» Coupez les betteraves en morceaux et réduisez-les en purée avec les pois chiches, le tahini, l'ail, le vinaigre de vin blanc, le yaourt et le cumin dans un robot ménager, jusqu'à l'obtention d'une pâte fine et lisse. Pour terminer, versez un peu d'huile sur le dessus.

» Tartinez les crackers maison de houmous de betterave et disposez le saumon fumé par-dessus.

» Assaisonnez avec des herbes aromatiques fraîches.

Les légumineuses peuvent contenir des antinutriments (des substances qui irritent les intestins). Il est donc préférable de les faire tremper toute la nuit, puis de les égoutter et de les faire cuire le lendemain. Cette manière de procéder permet de détruire une grande partie de ces antinutriments.

## DÎNER

### *SAUMON AUX LÉGUMES GRILLÉS ET AU RAS EL-HANOUT*

#### INGRÉDIENTS

- 4 tranches ou filets de saumon
- 250 g de choux de Bruxelles
- 3 panais
- 5 carottes
- Épices ras el-hanout
- 2 bulbes de fenouil
- 2 oignons rouges
- 2 gousses d'ail, écrasées
- Huile de noix de coco
- Sel de mer

#### PRÉPARATION

» Préchauffez le four à 200 °C.

» Épluchez les panais, les carottes et les oignons. Nettoyez les choux de Bruxelles et coupez-les en deux. Coupez les oignons en gros morceaux. Coupez les panais, les carottes et le fenouil en longs bâtonnets. Répartissez les légumes sur une plaque de cuisson recouverte de papier sulfurisé. Saupoudrez généreusement de ras el-hanout, d'ail écrasé et d'un peu de gros sel marin. Mélangez avec quelques cuillerées à soupe d'huile de coco fondue.

» Faites griller les légumes pendant environ 30 minutes, jusqu'à ce qu'ils soient tendres et légèrement rôtis (pas brûlés !).

» Faites fondre une cuillerée d'huile de noix de coco dans une poêle et faites frire le saumon des deux côtés jusqu'à l'obtention d'une belle croûte dorée. Après quelques minutes, baissez le feu et laissez cuire encore 10 minutes.

» Servez le saumon frit avec les légumes grillés.

Le ras el-hanout est un mélange d'épices africaines qui contient du curcuma, de la cannelle, du gingembre, de la coriandre, des clous de girofle, etc. Ce savant dosage, excellent pour la santé, confère une saveur particulière à tous vos plats ! Tout le monde ne tolère pas la coriandre, mais cela ne devrait pas poser de problème dans ce cas-ci.

Il vous reste des légumes grillés ? C'est la solution idéale pour votre prochain repas ! Mélangez-les avec un peu de laitue, ajoutez-y quelques fruits secs ou graines comestibles, et voilà, votre déjeuner du lendemain est prêt !

# JOUR 4

## PETIT DÉJEUNER

### *MOUSSE AU CHOCOLAT VÉGÉTALIENNE*

INGRÉDIENTS

- 2 bananes (éventuellement congelées)
- 1 avocat
- 2 c. à soupe de cacao en poudre
- 1 c. à café d'extrait de vanille
- Quelques gouttes de stévia (facultatif)
- Noix de coco râpée (facultatif)

PRÉPARATION

» Mélangez les bananes, l'avocat, la poudre de cacao et l'extrait de vanille dans le mixeur jusqu'à l'obtention d'une mousse onctueuse. Ajoutez quelques gouttes de stévia si vous souhaitez qu'elle soit plus sucrée. Complétez si désiré avec de la noix de coco râpée ou avec votre granola maison.

De la mousse au chocolat au petit déjeuner : on croirait rêver ! Cette version bénéfique pour la santé, qui vous permet de commencer la journée avec une bonne dose de graisses de qualité (l'avocat est riche en oméga 3 !), ressemble à un rêve devenu réalité. Qui plus est, la poudre de cacao brut ne renferme que les bienfaits du chocolat. Elle regorge d'antioxydants et contient une quantité infinie de substances nutritives et de phytonutriments, en plus d'être riche en fibres, en potassium, en phosphore, en magnésium, en calcium, en zinc et en cuivre. Savourez le tout sans vous sentir coupable…

Si vous utilisez de la stévia, mettez-en quelques gouttes au début. Plus vous vous habituerez aux saveurs des aliments plus nutritifs, plus vos papilles se déshabitueront du goût sucré et moins vous en aurez besoin.

## DÉJEUNER

### *SALADE DE BROCOLIS AU MAQUEREAU*

#### INGRÉDIENTS

- 1 gros brocoli
- 300 g de haricots verts
- 1 oignon rouge
- 1 concombre
- Une poignée de feuilles de menthe fraîche
- Huile d'olive
- Vinaigre de pomme
- 60 g de pistaches non salées
- 3 c. à soupe de graines de sésame
- 2 filets de maquereau
- Poivre et sel

#### PRÉPARATION

» Coupez l'oignon rouge en petits morceaux et faites-le mariner pendant 10 minutes dans quelques cuillerées à soupe de vinaigre de pomme. Faites cuire les brocolis et les haricots à la vapeur ou à l'eau jusqu'à ce qu'ils soient *al dente*, puis plongez-les dans de l'eau froide.

» Coupez le concombre en morceaux et le maquereau en petites bouchées. Incorporez l'oignon mariné et son jus ainsi que le concombre aux brocolis et aux haricots. Mélangez les légumes auxquels vous aurez ajouté une cuillerée à soupe de vinaigre de pomme, une bonne quantité d'huile d'olive et de la menthe finement hachée. Saupoudrez de sel. Mélangez les pistaches et les graines de sésame et, pour finir, ajoutez les bouchées de maquereau.

## DÎNER

### RISOTTO AU QUINOA AUX ASPERGES VERTES ET AU SAUMON FUMÉ

#### INGRÉDIENTS

- 250 g de quinoa
- 2 bottes d'asperges vertes
- Une poignée de persil frais
- Une poignée de basilic frais
- 4 gousses d'ail
- Sauce soja (facultatif)
- 100 ml de vin blanc sec (chut!)
- Bouillon de légumes
- Huile d'olive
- 1 blanc de poireau
- 20 g de flocons de levure
- Une poignée de pignons de pin, brièvement grillés à la poêle (sans huile d'olive)
- Quelques tranches de saumon fumé

#### PRÉPARATION

» Coupez et jetez l'extrémité ligneuse des asperges. Coupez également les pointes d'asperges à environ 3 cm et taillez les tiges en tronçons.

» Portez le bouillon de légumes à ébullition et faites-y blanchir les pointes d'asperges pendant quelques minutes, jusqu'à ce qu'elles soient *al dente*. Sortez-les du bouillon et rincez-les sous l'eau froide. Réservez-les pour plus tard.

» Faites cuire dans le bouillon (ou à la vapeur) les autres morceaux d'asperges à feu doux pendant 5 minutes. Retirez-les du bouillon et mélangez-les délicatement au robot ménager avec 100 ml de bouillon et les feuilles de persil finement hachées. Mettez-en un peu de côté pour la touche finale. Salez et poivrez. Réservez le reste du bouillon.

» Faites revenir l'ail et le poireau à la poêle dans un peu d'huile d'olive. Ajoutez le quinoa et laissez frire un moment. Versez le vin, laissez-le réduire et ajoutez 2 cuillerées à soupe de bouillon.

» Remuez et laissez le quinoa absorber le bouillon avant d'ajouter du nouveau bouillon. Répétez l'opération jusqu'à ce que le quinoa soit cuit (soit plus ou moins 15 minutes).

» Retirez la casserole du feu, ajoutez la sauce aux asperges et un peu d'huile d'olive supplémentaire si nécessaire. Salez et poivrez à votre convenance.

Coupez le saumon fumé en lanières et mélangez-les avec le quinoa et les flocons de levure.

» Complétez avec les pignons grillés, les pointes d'asperges et le basilic fraîchement haché. Si vous le souhaitez, arrosez avec un peu de sauce soja.

Le vin sert ici uniquement à assaisonner le plat ; c'est pourquoi il faut le laisser bouillir complètement. Pour le moment, renoncez à en boire !

Composée de flocons de levure séchée transformée, la levure noble en flocons est largement utilisée dans la cuisine végétalienne. Ces flocons confèrent une agréable saveur de fromage à vos plats (notamment lorsqu'ils sont combinés avec des fruits secs) et remplacent donc avantageusement le parmesan. De plus, ils contiennent une forte teneur en vitamines B, lesquelles jouent un rôle important dans la production d'énergie. Alors ne vous privez pas !

# JOUR 5

## PETIT DÉJEUNER

### *GRANOLA AUX FRUITS SECS ET AUX GRAINES*

» Servez votre granola maison avec un yaourt au lait de coco ou au lait d'amande, ou accompagné tout simplement de délicieux morceaux de fruits frais.

## DÉJEUNER

### *SALADE DE CONCOMBRE ET DE MANGUE*

#### INGRÉDIENTS

- 1 concombre
- 2 avocats
- 1 mangue
- Oignon rouge
- Huile d'olive
- 80 g de jeunes épinards
- Une poignée de pépins de citrouille
- Vinaigre de pomme
- Une poignée de feuilles de menthe fraîche
- Une poignée de coriandre (si vous aimez, sinon remplacez-la par du basilic)

#### PRÉPARATION

» Coupez en dés la mangue épluchée, les avocats, le concombre et l'oignon rouge. Mélangez avec les jeunes feuilles d'épinards. Versez une bonne quantité d'huile d'olive et un peu de vinaigre de pomme. Complétez avec les graines de citrouille, la coriandre et la menthe fraîchement hachées.

C'est l'un de mes plats préférés au déjeuner. Il est vite préparé, mais il a néanmoins beaucoup de saveur ! S'il vous reste encore quelques crackers maison, ils se marieront à merveille avec cette salade ! Après la phase d'élimination, essayez cette délicieuse variante : remplacez le concombre par des tomates cerises !

## DÎNER

### *COURGETTES À LA SAUCE CAJOU-BASILIC ET AUX CAROTTES*

#### INGRÉDIENTS

- 4 courgettes
- 70 g de noix de cajou
- 1 c. à soupe de moutarde
- 1 c. à soupe de sauce soja
- Une poignée de basilic frais
- 4 c. à soupe de flocons de levure
- 1 oignon rouge
- 1 gousse d'ail
- 8 carottes
- 1 chou-fleur, en bouquets
- 1 c. à soupe d'huile d'olive
- Une poignée de feuilles de roquette
- Poivre noir, sel et noix de muscade

#### PRÉPARATION

» Coupez en cubes la moitié d'une des courgettes et transformez le reste en spaghettis à l'aide d'un spiraliseur (ou procurez-vous des spaghettis de courgettes au supermarché). Coupez l'oignon rouge en dés et les carottes en cubes.

» Broyez les noix de cajou aussi finement que possible dans le robot ménager (réservez une poignée de noix de cajou pour la touche finale). Ajoutez ensuite les cubes de courgettes, la moutarde, les flocons de levure, la gousse d'ail, l'oignon rouge, le basilic et la sauce soja et mélangez jusqu'à l'obtention d'une sauce onctueuse. Assaisonnez avec du poivre noir, de la noix de muscade et du sel.

» Faites cuire les carottes à la vapeur ou à l'eau. Faites revenir les courgettes brièvement mais vigoureusement dans la poêle, ajoutez la sauce et les carottes. Complétez avec une poignée de noix de cajou et la roquette.

Les courgetti (ou spaghettis de courgettes) servent souvent de substitut aux pâtes dans les recettes à faible teneur en glucides (ou les régimes « *low-carb* »). La prochaine fois, remplacez les pâtes à la sauce bolognaise (ou à votre sauce préférée) par des courgetti. Ainsi, vous consommerez davantage de légumes et, du même coup, moins de sucres rapides susceptibles de provoquer des pics d'insuline.

# JOUR 6

## PETIT DÉJEUNER

### *CRUMBLE POMMES, POIRES, MYRTILLES*

#### INGRÉDIENTS

- 2 grosses pommes sucrées
- 1 poire
- 150 g de myrtilles
- 300 g de farine d'amandes
- 4 c. à soupe de noix de coco râpée
- Une pincée de sel
- 2 c. à soupe d'huile de coco fondue
- Cannelle ou épices à pain d'épices
- 1 c. à café d'extrait d'amande
- 2 bananes mûres
- Quelques gouttes de stévia (facultatif)

#### PRÉPARATION

» Préchauffez le four à 180 °C.

» Écrasez les bananes. Mettez la farine d'amandes, la noix de coco râpée et la pincée de sel dans un bol et mélangez bien. Ajoutez la purée de bananes, l'huile de coco fondue et mélangez de nouveau jusqu'à l'obtention d'une pâte friable. Laissez reposer.

» Découpez les pommes et la poire et mettez les morceaux dans un plat de cuisson avec les myrtilles. Saupoudrez généreusement de cannelle ou d'épices à pain d'épices et ajoutez l'extrait d'amande.

» Émiettez ensuite la pâte sur les fruits.

» Placez au four pendant environ 10 à 15 minutes, jusqu'à ce que le crumble soit parfaitement doré.

## DÉJEUNER

### *VELOUTÉ DE PANAIS ET DE TOPINAMBOURS ACCOMPAGNÉ DE CRACKERS MAISON* (VOIR JOUR 3)

#### INGRÉDIENTS

- 1 kg de topinambours
- 500 g de panais
- 1 oignon
- 2 gousses d'ail
- Poivre et sel
- 1,3 l de bouillon de légumes ou de poulet (ou plus si vous désirez un potage plus liquide)
- 1 branche de thym
- 1 feuille de laurier
- 200 ml de crème végétale (de crème d'amande, par exemple)
- Amandes effilées grillées

#### PRÉPARATION

» Émincez l'oignon et l'ail. Pelez les topinambours et coupez-les en deux. Épluchez les panais et coupez-les en gros morceaux.

» Faites revenir l'oignon et l'ail jusqu'à ce qu'ils soient translucides. Ajoutez les morceaux de topinambour et de panais, ainsi que le thym et le laurier, et laissez mijoter pendant environ 10 minutes.

» Ajoutez ensuite le bouillon de légumes et laissez mijoter environ 35 minutes. Mélangez et ajoutez la crème d'amande. Complétez avec des amandes effilées grillées.

» Servez avec vos crackers maison.

## DÎNER

### CURRY DE DINDE

#### INGRÉDIENTS

- 1 oignon
- 1 gousse d'ail
- 3 cm de gingembre frais (ou plus ou moins à votre convenance)
- Huile de coco extra vierge
- 1 brocoli, en petits bouquets
- 5 carottes
- 1 boîte (400 ml) de lait de coco entier
- 1 c. à café de curcuma en poudre
- 1 ou 2 c. à café de curry en poudre (selon le degré de piquant désiré)
- Une poignée de coriandre (ou de persil plat)
- 2 c. à soupe de sauce soja
- Poivre et sel
- 2 filets de dinde, coupés en cubes (environ 500 g)
- Une poignée de noix de cajou

#### PRÉPARATION

» Émincez l'oignon et l'ail et râpez le gingembre. Faites chauffer l'huile de coco dans un wok et faites-y revenir l'oignon, l'ail et le gingembre.

» Coupez les carottes en morceaux et le filet de dinde en cubes.

» Faites revenir les cubes de dinde dans le wok jusqu'à ce qu'ils soient dorés. Salez et poivrez. Ajoutez les carottes et le brocoli et faites revenir pendant 5 minutes. Ajoutez ensuite le lait de coco, le curry et le curcuma en poudre. Versez la sauce soja et laissez mijoter pendant 5 à 10 minutes supplémentaires, jusqu'à ce que les carottes et les bouquets de brocoli soient *al dente.*

» Servez dans une assiette creuse ou un bol avec la coriandre fraîchement coupée et les noix de cajou.

Le gingembre frais donne une touche orientale à vos plats. En plus d'être un puissant anti-inflammatoire, il renforce le système immunitaire et aide à soulager les problèmes digestifs. Comment ne pas apprécier ?

Si vous n'avez pas l'habitude de manger des aliments pauvres en glucides, et si le riz vous manque trop, il existe une excellente solution de rechange : le riz sauvage. C'est un type d'herbe, et non une variété de riz à proprement parler. Il remplace donc souvent avantageusement le riz blanc dans les recettes à faible teneur en glucides. Achetez la version 100 % pure, et non pas un mélange comprenant du riz « ordinaire » !

## JOUR 7

### PETIT DÉJEUNER

*GRANOLA AUX FRUITS SECS ET AUX GRAINES*

» Servez votre granola maison avec un yaourt au lait de coco ou au lait d'amande, ou accompagné tout simplement de délicieux morceaux de fruits frais.

# DÉJEUNER

## SALADE DE SARRASIN AUX COURGETTES ET AU PESTO VÉGÉTALIEN

### INGRÉDIENTS

- 1 oignon rouge
- 2 gousses d'ail
- 100 g de roquette
- 400 g de graines (et non de flocons) de sarrasin
- Poivre et sel
- 1 c. à soupe d'origan
- 100 g de noix de Grenoble
- 40 g de graines de citrouille
- 1 avocat
- Huile d'olive
- 1 courgette
- 5 ou 6 feuilles de menthe fraîche

***Pour le pesto végétalien :***

- Flocons de levure
- 1 gousse d'ail
- 2 grosses poignées de feuilles de basilic
- Une grosse poignée de noix de cajou (si vous en avez le temps, faites-les rôtir au four pour leur donner plus de saveur)
- 4 c. à soupe de flocons de levure
- 80 ml d'huile d'olive extra vierge.
- Un soupçon de vinaigre de pomme
- Sel et poivre

Conservez le pesto au réfrigérateur : vous en aurez encore besoin cette semaine.

### PRÉPARATION

» Faites cuire le sarrasin comme indiqué sur l'emballage. Les graines doivent être *al dente,* mais encore parfaitement intactes. Versez l'eau et laissez bien égoutter le sarrasin bouilli. Mettez-le dans un bol et laissez-le refroidir.

» **Préparez le pesto végétalien :** mixez les feuilles de basilic et les noix de cajou dans un robot. Ajoutez l'ail émincé, les flocons de levure, l'huile d'olive, le vinaigre, le sel et le poivre dans le robot et mixez jusqu'à l'obtention d'une pâte homogène. (Si vous aimez le pesto plus fluide, ajoutez un peu d'huile d'olive ou un peu d'eau.)

» Coupez les courgettes en cubes et faites-les revenir à la poêle jusqu'à ce qu'elles soient dorées. Assaisonnez avec du poivre, du sel et de l'origan. Laissez refroidir. Hachez les noix et coupez en dés l'avocat et l'oignon rouge.

» Mélangez quelques cuillerées à soupe de pesto avec le sarrasin, ajoutez les courgettes, les dés d'avocat et d'oignon rouge. Incorporez la roquette et la menthe fraîchement hachée et ajoutez du sel et du poivre au besoin.

## COURGETTI AUX BOULETTES D'AGNEAU, SAUCE AU CHOU-FLEUR

### INGRÉDIENTS

- 400 g de chou-fleur (ou de riz de chou-fleur)
- 180 ml de boisson de riz
- 1 c. à soupe d'huile d'olive
- 1 c. à café de noix de muscade
- Poivre et sel
- 1 ou 2 c. à café de cumin moulu
- 700 g d'agneau haché
- 1 grosse échalote
- 1 gousse d'ail, écrasée
- 4 c. à soupe de flocons de levure
- 4 petites courgettes (pour faire des spaghettis de courgettes avec le spiraliseur)

### PRÉPARATION

» Faites cuire le chou-fleur (ou le riz de chou-fleur) à la vapeur ou à l'eau jusqu'à ce qu'il soit *al dente*.

» **Préparez les boulettes de viande :** mélangez le hachis d'agneau avec le cumin moulu, ½ cuillerée à café de sel, l'échalote émincée et la gousse d'ail écrasée.

» Roulez la viande en boulettes et faites-les revenir brièvement dans de l'huile d'olive, puis baissez la température.

» **Préparez la sauce au chou-fleur :** mélangez le chou-fleur (cuit à la vapeur ou à l'eau) dans un mixeur avec la boisson de riz et l'huile d'olive. Ajoutez les flocons de levure et assaisonnez à votre convenance avec de la noix de muscade, du poivre noir et du sel.

» Ajoutez la sauce au chou-fleur sur les boulettes de viande, couvrez et laissez mijoter jusqu'à ce que les boulettes soient cuites.

» Transformez les courgettes en courgetti à l'aide d'un spiraliseur. Faites revenir quelques minutes puis mélangez avec la sauce au chou-fleur et les boulettes de viande. Un vrai régal !

La sauce au chou-fleur peut être considérée comme un moyen de remplacer la béchamel classique. Sans vous en rendre compte, vous disposerez d'une portion supplémentaire de légumes ! Vos enfants aussi vont adorer !

# JOUR 8

## PETIT DÉJEUNER

### *PORRIDGE DE SARRASIN AU KIWI ET À LA NOIX DE COCO*

INGRÉDIENTS

- 100 ml de boisson de riz
- 100 g de sarrasin
- 1 kiwi
- 2 c. à soupe de noix de coco râpée
- 1 banane mûre
- 1 c. à café d'extrait de vanille
- Une pincée de sel de mer (facultatif)

PRÉPARATION

» Placez le sarrasin dans un bol d'eau et laissez-le tremper toute la nuit. Le lendemain, versez l'eau et mettez le sarrasin avec la boisson de riz, l'extrait de vanille, la banane, le kiwi, la noix de coco râpée et une pincée de sel dans un robot ménager et mixez. Mélangez le tout jusqu'à l'obtention d'un pudding crémeux.

» Complétez avec une garniture de votre choix, comme le yaourt au lait de coco ou au lait d'amande, ou votre granola maison accompagné de morceaux de fruits frais.

Le porridge de sarrasin est un excellent substitut au porridge d'avoine. Au terme des dix premiers jours, vous pourrez remplacer la moitié du sarrasin par des flocons d'avoine.

## DÉJEUNER

### *SALADE DE COURGE RÔTIE AVEC GRAINES DE GRENADE*

#### INGRÉDIENTS

- 1 petite courge
- Huile de noix de coco et huile d'olive
- Poivre et sel
- 1 c. à café de cumin
- 3 grosses poignées de légumes à feuilles (laitue romaine, roquette et épinards, par exemple)
- ¼ de chou frisé
- 120 g de myrtilles
- Pesto végétalien maison (*voir jour 7*)
- Une grosse poignée de noix de pécan ou de noisettes

#### PRÉPARATION

» Préchauffez le four à 200 °C. Épluchez le potiron à l'aide d'un économe ou d'un couteau.

» Coupez la courge en deux, retirez-en les graines à l'aide d'une cuillère et coupez-la en tranches.

» Disposez les tranches de courge sur une plaque de cuisson. Ajoutez quelques cuillerées à soupe d'huile de coco fondue, du sel et du cumin. Mettez la courge au four pendant 15 à 20 minutes, jusqu'à ce que les tranches soient *al dente*.

» Retirez les tiges du chou frisé puis nettoyez les feuilles et séchez-les complètement. Déchirez les feuilles trop grandes en petits morceaux. Incorporez le chou frisé à la courge déjà au four pendant les 5 dernières minutes de cuisson.

» Mélangez les tranches de courge et le chou frisé refroidis avec les légumes à feuilles et versez quelques cuillerées à soupe de pesto végétalien par-dessus (vous pouvez également ajouter de l'huile d'olive à votre convenance). Complétez avec les myrtilles et les noisettes ou les noix de pécan.

Ajoutez régulièrement des choux à vos plats. Les choux de Bruxelles, le chou frisé, le chou pointu, le chou-fleur, etc. contiennent énormément de fibres qui assurent le bon développement des bactéries dans les intestins.

## DÎNER

### CÔTELETTES D'AGNEAU AVEC PURÉE DE PANAIS ET DE CAROTTES

#### INGRÉDIENTS

- 500 g de carottes
- 500 g de panais
- 4 côtelettes d'agneau
- 2 oignons
- 2 bulbes de fenouil
- 1 gousse d'ail
- Huile d'olive
- 1 c. à café de romarin
- 1 c. à café d'origan
- 1 c. à café de thym
- Poivre et sel
- Moutarde
- Flocons de levure (facultatif)
- Boisson végétale

#### PRÉPARATION

» Préchauffez le four à 180 °C.

» Faites chauffer de l'huile d'olive dans une poêle et faites-y revenir brièvement les côtelettes d'agneau des deux côtés, jusqu'à ce qu'elles soient dorées.

» Pendant ce temps, coupez le fenouil et les oignons en lamelles et émincez l'ail. Badigeonnez les côtelettes d'agneau d'une fine couche de moutarde.

» Disposez le fenouil, l'oignon et l'ail avec les côtelettes d'agneau dans le plat de cuisson. Versez un peu d'huile d'olive supplémentaire sur les légumes. Assaisonnez avec du poivre, du sel et du romarin. Couvrez le plat avec du papier d'aluminium et laissez cuire au four pendant une heure et demie. Il est recommandé de retourner les côtelettes d'agneau en milieu de cuisson et de bien mélanger les légumes encore une fois.

» Faites cuire les carottes et le panais à la vapeur ou à l'eau un peu plus longtemps que de coutume (vous pourrez ainsi les réduire plus facilement en purée). Ajoutez une cuillerée à soupe d'huile d'olive et un peu de boisson végétale. Réduisez en purée à l'aide d'un pilon si vous souhaitez une purée avec morceaux, ou mélangez avec un mixeur plongeant pour obtenir une purée homogène. Assaisonnez avec du poivre, du sel, de l'origan et du thym. Pour conférer à votre purée une agréable saveur de fromage, ajoutez une ou deux cuillerées à soupe de flocons de levure.

» Servez les côtelettes d'agneau et le fenouil accompagnés de purée.

# JOUR 9

## PETIT DÉJEUNER

### *GRANOLA AUX FRUITS SECS ET AUX GRAINES*

» Servez votre granola maison avec du yaourt, ou accompagné tout simplement de délicieux morceaux de fruits frais.

## DÉJEUNER

### COUSCOUS DE CHOU-FLEUR AUX OLIVES ET AUX AMANDES EFFILÉES

#### INGRÉDIENTS

- 600 g de riz de chou-fleur (ou 1 gros chou-fleur)
- 180 g de graines de grenade
- 100 g d'olives noires dénoyautées
- 4 carottes
- 1 échalote
- 1 gousse d'ail
- 1 oignon rouge
- Origan en poudre
- Poivre et sel
- Une poignée de persil frais
- 30 g de flocons d'amande

#### PRÉPARATION

» Émincez l'échalote et l'oignon rouge. Coupez les olives en deux et les carottes en dés. Faites brièvement griller les amandes effilées à sec dans une poêle (jusqu'à ce qu'elles soient légèrement dorées).

» Faites revenir l'échalote et l'ail dans un peu d'huile d'olive et ajoutez les carottes. Assaisonnez avec un peu de sel et beaucoup d'origan en poudre. Faites revenir jusqu'à ce que les carottes soient *al dente* et incorporez le riz de chou-fleur à la fin de la cuisson (faites cuire quelques minutes tout au plus, sinon le riz de chou-fleur sera trop mou). Mélangez bien. Éteignez le feu.

» Mettez les légumes sautés dans un grand bol ou un saladier et ajoutez l'oignon rouge émincé, les olives, le persil et les graines de grenade. Mélangez bien et complétez avec les amandes effilées grillées.

» Si désiré, arrosez avec un peu d'huile d'olive supplémentaire.

Le riz de chou-fleur remplace avantageusement le riz traditionnel et il est largement utilisé dans les recettes à faible teneur en glucides. De nos jours, on peut également trouver ce riz dans les supermarchés conventionnels (veuillez toutefois vous assurer qu'il est 100 % végétal, sans additifs !). Vous pouvez aussi le faire vous-même : mèlangez des bouquets de chou-fleur dans un mixeur ou un robot ménager jusqu'à ce que le tout ressemble à des grains de riz (appuyez sur le bouton du mode pulsé). Il vaut mieux s'y prendre à plusieurs reprises. Le chou-fleur est un légume particulièrement intéressant : depuis le riz au chou-fleur jusqu'à la pâte à pizza en passant par les sauces blanches, il offre de multiples possibilités !

## PLIE AU CHOU POINTU SAUTÉ, À LA SAUCE VERTE AUX CÂPRES

### INGRÉDIENTS

- 1 gros chou pointu
- 1 échalote
- 1 gousse d'ail
- 1 c. à soupe de moutarde
- 4 plies
- Ghee (beurre clarifié)

***Pour la sauce verte :***

- 1 grosse poignée de feuilles de basilic
- 25 g de pignons de pin
- 2 c. à soupe de câpres
- 1 c. à soupe d'huile d'olive
- 2 c. à café de vinaigre de pomme

### PRÉPARATION

» Coupez le chou pointu en tranches de 1 à 2 cm d'épaisseur. Épluchez et émincez l'échalote et l'ail. Faites revenir l'échalote et l'ail dans une poêle et ajoutez-y le chou pointu. Faites cuire environ 3 minutes, puis ajoutez un peu d'eau et une cuillerée à soupe de moutarde. Salez et poivrez. Couvrez et poursuivez la cuisson

» **Préparez la sauce verte :** mélangez le basilic, les pignons, les câpres, l'huile d'olive et le vinaigre de pomme, puis passez brièvement au robot ménager jusqu'à l'obtention d'une sauce homogène.

» Assaisonnez la plie avec du sel et du poivre. Faites chauffer une noix de ghee dans une poêle chaude et faites frire la plie avec la peau, 3 à 4 minutes de chaque côté.

» Servez la plie accompagnée du chou pointu cuit et de la sauce aux câpres.

# JOUR 10

## PETIT DÉJEUNER

### *PAIN AUX BANANES VÉGÉTALIEN*

#### INGRÉDIENTS

- 3 grosses bananes mûres
- 250 g de farine d'amandes
- 50 g de fécule d'arrow-root
- 1 c. à café de bicarbonate de soude
- ½ c. à café de sel
- 1 c. à café d'extrait de vanille
- 2 c. à café de cannelle
- 15 ml de vinaigre de cidre
- 50 g de noix de pécan
- Quelques gouttes de stévia (facultatif)

#### PRÉPARATION

» Préchauffez le four à 180 °C.

» Recouvrez un moule à pâtisserie de papier de cuisson.

» Hachez les noix de pécan à l'aide d'un couteau. Réduisez les bananes en purée à l'aide d'une fourchette. Ajoutez la farine d'amandes, la fécule d'arrow-root, le bicarbonate de soude, le sel, la vanille, la cannelle et les noix de pécan et mélangez le tout jusqu'à l'obtention d'une pâte consistante. (Il ne devrait plus y avoir de grumeaux à l'exception des morceaux de banane.)

» Pour finir, ajoutez le vinaigre de cidre (ce qui peut entraîner la formation de mousse), remuez la pâte et versez celle-ci dans le moule. Faites cuire 45 minutes à 180 °C. Contrôlez la cuisson en piquant le centre avec une fourchette. Le pain est cuit lorsque la pâte ne colle plus à la fourchette.

» Laissez le pain aux bananes refroidir avant de le couper en tranches.

Souvent utilisé pour épaissir les sauces, l'arrow-root est un liant naturel qui sert de substitut à la farine. Exempt de gluten, il convient parfaitement au présent régime alimentaire (à condition de faire preuve de modération). Pour varier, vous pouvez aussi ajouter une poignée de myrtilles ou des éclats de fèves de cacao cru à la recette. Au terme des dix premiers jours, il vous sera également possible d'ajouter des raisins secs, des canneberges ou des baies de goji.

## *SALADE DE FENOUIL AUX RADIS ET AUX FIGUES*

### INGRÉDIENTS

- 2 bulbes de fenouil
- 1 botte de radis
- 2 figues fraîches
- 200 g de roquette ou de mâche
- Une poignée de graines de citrouille et de tournesol
- Une poignée de basilic
- 1 c. à soupe de moutarde
- Vinaigre balsamique
- Huile d'olive
- 1 gousse d'ail, écrasée

### PRÉPARATION

» Taillez le fenouil en fins bâtonnets et faites-les revenir à la poêle jusqu'à ce qu'ils soient dorés. Assaisonnez avec un peu de sel et quelques graines de fenouil. Détachez les feuilles des radis et coupez les radis en deux. Rincez les figues et coupez-les en quartiers.

» **Préparez la vinaigrette au basilic** : mélangez 1 cuillerée à soupe de moutarde avec 4 cuillerées à soupe de vinaigre balsamique et 6 cuillerées à soupe d'huile d'olive. Assaisonnez à votre convenance avec du sel et du poivre et la gousse d'ail écrasée. Hachez finement le basilic et mélangez-le avec le reste.

» Dans un grand bol, mélangez le fenouil frit, la roquette, les radis, les figues, les graines de citrouille et de tournesol. Salez et poivrez et ajoutez un peu de vinaigrette à votre convenance.

» Si vous manquez de temps, il suffit de prendre du fenouil cru. Au terme des dix premiers jours, cette salade peut aussi se déguster avec une poignée de raisins secs.

## DÎNER

# PIZZA SANTÉ

Félicitations ! Le moment est venu de fêter votre réussite avec une pizza santé ! Vous êtes en quête d'un bon petit plat pour toute la famille ? Ne cherchez plus, tous, petits et grands, apprécieront ce mets 100 % réconfortant, mais totalement en accord avec les principes de *La Liste*. Après tout, vous l'avez bien mérité !

### INGRÉDIENTS (POUR 1 PIZZA)

- 4 c. à soupe de graines de chia
- 800 g de riz de chou-fleur
- 160 g de farine d'amandes
- 2 c. à soupe d'huile d'olive
- Poivre
- 2 c. à café de sel
- 1 c. à soupe d'herbes italiennes
- Anchois
- Une poignée de feuilles de roquette
- Une poignée de pignons de pin, grillés
- 1 courgette
- Pesto végétalien (*voir jour 7*)

### PRÉPARATION

» Mélangez 4 cuillerées à soupe de graines de chia avec 80 ml d'eau dans un bol et laissez gonfler jusqu'à l'obtention d'une masse gélatineuse.

» Préchauffez le four à 180 °C.

» Faites du riz de chou-fleur (*voir jour 9*) et faites cuire le chou-fleur à la vapeur ou à l'eau pendant quelques minutes. Égouttez-le et pressez-le à travers un tamis à l'aide d'un presse-purée, pour extraire le maximum d'eau.

» Dans un grand bol, ajoutez l'huile d'olive, le sel, les herbes italiennes, la farine de chia ainsi que la farine d'amandes et mélangez le tout jusqu'à l'obtention d'une pâte consistante. Abaissez la pâte avec un rouleau à pâtisserie ou aplatissez-la avec vos mains et saupoudrez de quelques cuillerées à soupe supplémentaires de farine d'amandes (afin que l'excès d'humidité puisse être absorbé). Faites cuire au four pendant environ 35 minutes, jusqu'à ce que la croûte soit croustillante et dorée.

» Pendant ce temps, coupez de fines tranches de courgettes et faites rôtir les pignons.

» Retirez la pâte du four et garnissez-la de pesto végétalien, de tranches de courgettes et d'anchois. Remettez le tout au four pendant environ 5 à 10 minutes.

» Vous pourrez compléter avec quelques feuilles de roquette et les pignons grillés.

Au terme des dix premiers jours, il vous sera permis de garnir la pizza de purée de tomate et de légumes de votre choix.

# SMOOTHIES

## SMOOTHIE CHOCOLAT-BANANE

### INGRÉDIENTS

- 2 bananes mûres
- 600 ml de lait de coco
- ½ avocat
- 4 c. à café de cacao en poudre brut, non sucré
- Quelques gouttes de stévia (facultatif)

### PRÉPARATION

» Mettez tous les ingrédients dans le mixeur, mélangez et savourez !

Il est préférable de ne pas trop grignoter entre les repas. Chaque fois que vous mangez, cela provoque en effet une hausse du taux de sucre dans votre sang. Si la faim vous tenaille, préparez plutôt un de ces délicieux smoothies minute. Ou encore, dégustez-les au petit déjeuner !

## SMOOTHIE MANGUE-AVOCAT

### INGRÉDIENTS

- 1 mangue
- ½ avocat
- 2 cm de gingembre frais, pelé et râpé
- 400 ml de lait de coco ou d'amande

### PRÉPARATION

» Pelez la mangue et taillez la chair en dés. Prélevez la chair de l'avocat et ajoutez-la à la mangue dans le mixeur, ainsi que le gingembre et le lait de coco ou d'amande. Mélangez le tout !

L'avocat vous permet d'obtenir d'un seul coup votre portion de graisses saines pour la journée. De plus, grâce à lui votre taux de sucre dans le sang augmente moins brusquement ! Vous gagnez donc sur tous les plans !

## SMOOTHIE DÉTOX

### INGRÉDIENTS

- 250 ml de boisson végétale
- 200 à 250 g d'ananas, pelé et taillé en dés (environ ½ ananas)
- 1 pomme, en morceaux
- 1 kiwi, en morceaux
- 1 c. à café de graines de chanvre
- ½ à 1 c. à café de chlorelle en poudre
- Deux grosses poignées d'épinards

### PRÉPARATION

» Mettez tous les ingrédients dans le mixeur, mélangez et savourez !

La chlorelle est une algue qui aide à éliminer les métaux lourds de votre corps (elle exerce de ce fait une action détoxifiante). Elle n'est pas indispensable, mais je trouve utile de l'ajouter à ce smoothie.

Félicitations!

J'espère avoir réussi à démontrer, au travers de ces recettes, qu'il n'est pas nécessaire de consommer des aliments insipides pour être en bonne santé. Que ces dix premiers jours marquent le début pour vous d'une nouvelle aventure culinaire, pleine de saveurs et de fraîcheur! Ces dix jours vous auront déjà procuré un regain d'énergie, et peut-être même permis de perdre un peu de poids. Voilà qui devrait vous encourager à continuer!

Il est à espérer que vous aurez également trouvé de l'inspiration dans ces pages et que vous pourrez poursuivre sur votre lancée de façon créative, afin de donner à votre alimentation un air de santé permanent. Consommez beaucoup de légumes, car ils vous apporteront les vitamines et les minéraux dont votre corps a besoin pour effectuer de nombreuses tâches importantes. Laissez plus souvent le riz, les pâtes et le pain de côté: vous avez vu qu'il existe d'excellents substituts à ces aliments et qu'ils sont tout aussi savoureux! Si vous choisissez les bons assaisonnements, tous vos plats vous procureront une véritable explosion de saveurs et ils feront par la même occasion le bonheur de vos intestins.

Je vous garantis que plus vous persévérerez, plus il vous sera facile de bien vous nourrir et plus ces nouvelles habitudes saines feront partie intégrante de votre vie. Et croyez-moi, ce sera rentable à long terme! Vous n'avez qu'un seul corps, alors prenez-en bien soin.

# – REMERCIEMENTS –

Merci aux athlètes, aux patients, aux professionnels de la santé et aux chefs d'entreprise que je rencontre quotidiennement dans le cadre de mon travail et qui m'encouragent à continuer de lutter pour un monde dans lequel vivre en bonne santé serait la règle.

Merci aux membres des équipes avec lesquelles je suis amené à travailler : les coureurs et le personnel de l'équipe cycliste Lotto-Soudal, les concepteurs, constructeurs et techniciens du site web emma.health et le personnel de la clinique médicale où j'exerce.

Merci à la rédactrice Marie et à son équipe d'avoir cru en mes idées et de les avoir propulsées vers de nouveaux sommets.

Je remercie tout particulièrement la petite équipe de Healthitude : Anouk, qui a réuni avec tant de soin les nombreuses recettes contenues dans ce livre et qui est maintenant sur le point de m'apprendre à cuisiner. Evelyn, qui m'aide à structurer nos projets et à faire en sorte qu'ils soient fondés scientifiquement.

Merci aux personnes qui me sont très proches et qui me soutiennent à leur manière. Il n'existe pas de police de caractères dont la taille soit suffisamment grande pour vous remercier de manière adéquate ! Vous connaissez votre identité, alors inscrivez votre nom ici : . . . . . . . . . . . . . . .

Publié pour la première fois en 2019 par Borgerhoff & Lamberigts nv,
sous le titre *De Lijst*



Auteur : Servaas Bingé
Rédaction : Marie D'haenens
Montage final : Michaël De Wilde
Maquette de couverture et mise en pages : Evelien Degeyter
Illustrations : Ellen Duchi
Photo 4e de couverture : An van Gijsegem
Coordination : Wim De Bock et Pieter Vanderhaegen



Bien que le plus grand soin ait été apporté afin de garantir l'exactitude des informations contenues dans cette publication, celles-ci ne sauraient en aucun cas se substituer à un avis médical. Il est important de toujours consulter son médecin ou un professionnel de santé qualifié avant de commencer un régime. L'utilisation des renseignements présentés dans ce livre est entièrement à vos risques. C'est pourquoi l'auteur et l'éditeur déclinent toute responsabilité concernant d'éventuels dommages, pertes ou préjudices pouvant résulter de l'utilisation, de la mauvaise utilisation ou de la mauvaise interprétation des informations en question, ou du refus de solliciter un avis médical.

Pour la version française :


58, rue Jean Bleuzen – 92178 VANVES CEDEX
www.hachette-pratique.com



Direction Hachette Pratique : Catherine Saunier-Talec
Direction éditoriale : Stéphane Rosa
Responsable de projets : Fanny Ecochard
Responsable artistique : Cécilia Rehbinder
Traduction : Normand Paiement
Édition et mise en pages : Else
Fabrication : Stéphanie Vieux
Responsable partenariats : Sophie Morier (smorier@hachette-livre.fr)

4106224/01
ISBN : 978-2-016-28021-8

Dépôt légal : août 2020

Achevé d'imprimer en juillet 2020 par Unigraf SL 2020 en Espagne